―リハビリテーション関連医療職をめざすあなたに―

リハビリテーション
基礎からナビゲーション

▌著者紹介▐

監修者

橋詰	直孝	人間総合科学大学保健医療学部学部長、教授
丸山	仁司	国際医療福祉大学大学院副大学院長

編者

川手	信行	昭和大学医学部リハビリテーション医学講座准教授、藤が丘リハビリテーション病院リハビリテーション科診療科長
秋山	純和	人間総合科学大学保健医療学部リハビリテーション学科理学療法学専攻教授
齋藤	信夫	人間総合科学大学保健医療学部リハビリテーション学科学科長、理学療法学専攻教授
栗山	明彦	人間総合科学大学保健医療学部リハビリテーション学科義肢装具学専攻教授、東京健康科学大学ベトナム副学長

著者（執筆順）

黒澤	和生	国際医療福祉大学小田原保健医療学部学部長、理学療法学科教授
谷口	敬道	国際医療福祉大学保健医療学部作業療法学科教授
畦上	恭彦	国際医療福祉大学保健医療学部言語聴覚学科教授
佐藤	慎一郎	人間総合科学大学保健医療学部リハビリテーション学科講師
笠井	史人	昭和大学江東豊洲病院リハビリテーション科診療科長、准教授
宮川	哲夫	昭和大学保健医療学部理学療法学科教授
一場	友実	杏林大学保健学部理学療法学科講師
諸冨	伸夫	昭和大学藤が丘リハビリテーション病院リハビリテーション科講師
依田	光正	昭和大学病院リハビリテーションセンター長、准教授
網本	さつき	昭和大学藤が丘リハビリテーション病院リハビリテーションセンター主任
佐藤	恭子	川崎市立井田病院緩和ケア内科医長、リハビリテーション科
鈴木	久義	昭和大学保健医療学部作業療法学科教授

編集協力者…石山雄一、鈴木利弥（人間総合科学大学保健医療学部リハビリテーション学科理学療法学専攻）

はじめに

　リハビリテーション関連医療職の資格取得を志すみなさん、大学や専門学校に入る前にこの本をよく読んでみてください。そして、進路をしっかり決め、モチベーションを上げれば夢に胸がふくらむことでしょう。養成施設側は、そのようなみなさんが入学してくれることを望んでいます。

　この本には、入学後の教育カリキュラムについて書いてあります。入学したら、この本をそっと側に置いておいて、学校生活の中で迷ったとき、開いて初心を思い出してください。また、病院実習で心が折れてしまう方がいます。対策として、7章「実習における心がまえとレポートの書き方」を、実習に行く前に読んでおいてください。

　無事卒業して国家試験に合格し、社会人として働く職場が目的地になります。リハビリテーション関連の職場は多岐にわたります。学生時代に自分がどのような職場で働きたいか考えておいたほうがよいでしょう。自分がやりがいを感じられる職場を見つけることは、誰にも、簡単なようでむずかしいのです。

　この本で紹介しているように、国は、2025年をめどに、可能な限り住み慣れた地域で、自分らしい暮らしを人生の最期まで続けられることを支援する地域医療包括ケアシステムへの取り組みを新しくスタートさせ、医療チームの一員として、リハビリテーション関連医療職が加わるようになりました。故郷に貢献することが生きがいの方にはよいシステムです。また、2020年に東京オリンピックが開催されます。理学療法士の中には、民間資格であるトレーナーの資格を取り、スポーツの世界で活躍している方もいます。パラリンピックもあります。義肢装具士の出番です。義肢装具士の中には、紛争国で、青年海外協力隊やNGO活動を行っている団体で活躍する方もいます。ただ、国内に国家資格をもった義肢装具士の数が少ないことが課題です。これからは義肢装具士が求められる時代になると思います。

　この本の特徴は、リハビリテーションを学ぶ現役の大学生に、自分が高校生になったつもりで評価してもらったことです。わかりにくい医学用語には注釈を入れました。また、大学入試の面接で、新聞に載っているリハビリテーションのトピックスについて聞かれることがありますので、最近のトピックスを入れました。

　この本は、これからリハビリテーション関連医療職を志すみなさんを、水先案内人の仁徳先生が、美歩さん、翼君、翔太君、かおりさんとともに、迷わないように目的地まで案内いたします。

　2017年9月

　　　　　　　　　　　　　　　　　　　　　　　　　　　　橋詰直孝、丸山仁司

もくじ

はじめに
登場人物紹介

1章 リハビリテーションとはどのようなものか ……………（秋山純和）1
1．リハビリテーションとは …………………………………………… 2
◆リハビリテーションって何？ ……………………………………… 2
2．リハビリテーションの歴史 ………………………………………… 4
◆障害に対する考え方は、どのように変わってきたの？ ………… 4
◆リハビリテーションには、どんな歴史があるの？ ……………… 6

2章 リハビリテーションはなぜ必要か ………………（齋藤信夫）9
1．リハビリテーションの意義 ………………………………………… 10
◆なぜリハビリテーションをするの？ ……………………………… 10
2．リハビリテーションの対象 ………………………………………… 12
◆リハビリテーションの対象の範囲は？ …………………………… 12
3．チーム医療 …………………………………………………………… 15
◆リハビリテーションを行うチームとは？ ………………………… 15

3章 リハビリテーションにかかわる医療職種って何？ ………… 17
1．理学療法士 …………………………………………………（黒澤和生）18
◆理学療法士って何？ ………………………………………………… 18
◆養成施設では何を学ぶの？ ………………………………………… 21
2．作業療法士 …………………………………………………（谷口敬道）22
◆作業療法士って何？ ………………………………………………… 22
3．言語聴覚士 …………………………………………………（畦上恭彦）26
◆言語聴覚士って何？ ………………………………………………… 26
4．義肢装具士 …………………………………………………（栗山明彦）30
◆義肢装具士って何？ ………………………………………………… 30
5．資格取得のために …………………………………………（丸山仁司）34
◆資格を取るにはどうすればいいの？ ……………………………… 34
◆国家試験はむずかしいの？ ………………………………………… 36

ii

4章 授業前に身につけたい基礎知識 …………………………（佐藤慎一郎）37

1．学生生活における心がまえとマナー ………………………………… 38

- ◆学生生活に必要な心がまえとは？ ………………………………………… 38

5章 人間の身体を見てみよう ……………………………（川手信行）43

1．人間が動くためのしくみ ………………………………………… 44

- ◆身体は、どういうしくみで動いているの？ …………………………………… 44
- ◆筋肉を収縮させるしくみは、どうなっているの？ ………………………… 46
- ◆動くために必要なエネルギーは？ ………………………………………… 48
- ◆実際には、筋肉の収縮は、どう起こるの？ ………………………………… 52

2．活動と日常生活動作 ………………………………………………… 54

- ◆私たちは1日何をしている？ …………………………………………… 54
- ◆朝、目を覚ましたら何をする？ ………………………………………… 55

6章 身近なリハビリテーション …………………………………… 57

1．脳血管疾患のリハビリテーション ……………………………（笠井史人）58

- ◆脳卒中ってどういう病気？ ………………………………………………… 58
- ◆脳卒中が起こると、身体はどうなるの？ ……………………………………… 60
- ◆手足は動くようになるの？ ………………………………………………… 62
- ◆いつごろからリハビリテーションを始めるの？ ……………………………… 63
- ◆いつまでリハビリテーションを行うの？ …………………………………… 66
- ◆麻痺が残ったらどうするの？ ……………………………………………… 67
- ◆リハビリテーションって、変わっていくの？ ………………………………… 68

2．運動器リハビリテーション ……………………………………（川手信行）70

- ◆運動器のリハビリテーションって何？ ……………………………………… 70
- ◆運動器リハビリテーションってどう行うの？ ……………………………… 73
- ◆高齢者はなぜ骨折しやすいの？ …………………………………………… 74
- ◆スポーツと関係の深いリハビリテーションとは？ ………………………… 77

3．呼吸リハビリテーション …………………………（宮川哲夫、一場友実）80

- ◆COPDって呼吸器の病気なの？ …………………………………………… 80
- ◆呼吸リハビリテーションってどうやって行うの？ …………………………… 85

4．心臓リハビリテーション ………………………………………（諸冨伸夫）87

◆心臓にはどんな病気があるの？ ……………………………… 87

◆心臓の病気ってほかにもあるの？ …………………………… 90

◆心臓リハビリテーションって何？ …………………………… 92

5．摂食嚥下リハビリテーション ………………………（依田光正）97

◆摂食嚥下ってどういう意味？ ………………………………… 97

◆好きな食べ物が食べられなくなる？ ………………………… 99

◆摂食嚥下障害のリハビリテーションはどのように行うの？ … 101

6．小児のリハビリテーション ………………………（網本さつき）103

◆子どもにはどんなリハビリテーションが必要なの？ ……… 103

◆子どものリハビリテーションはどのように行うの？ ……… 105

◆子どものリハビリテーションはいつまで続く？ …………… 109

7．がんのリハビリテーション ………………………（佐藤恭子）111

◆がん患者さんにもリハビリテーションが必要なの？ ……… 111

◆がんでは、どんな症状や障害が起こる？ …………………… 112

◆がんのリハビリテーションの種類は？ ……………………… 114

◆がんのリハビリテーションは、どんなふうに行われる？ … 115

8．切断のリハビリテーション ………………………（栗山明彦）117

◆手足が切断される原因は？ …………………………………… 117

◆義肢にはどんな種類があるの？ ……………………………… 119

◆義肢はどのように作られるの？ ……………………………… 121

9．精神科リハビリテーション ………………………（鈴木久義）123

◆精神の病気ってどういうものがあるの？ …………………… 123

◆精神科リハビリテーションは、何を目的に行うの？ ……… 127

7章 実習における心がまえとレポートの書き方 ……（佐藤慎一郎）131

1．実習の受け方とレポートの基本 ………………………… 132

◆学内実習を受けるときに注意することは？ ………………… 132

◆レポートはどのように書くの？ ……………………………… 135

仁徳先生より リハビリテーション関連医療職をめざすみなさんへ ……… 139

参考文献 ………………………………………………………… 140

索引 ……………………………………………………………… 141

登場人物紹介

MIHO

美歩

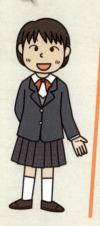

高校生。活発で思いやりのあるおばあちゃん子。最近足腰の弱ってきた祖母に付き添って行ったデイサービスで、作業療法士による訓練を知る。以前より身軽に動けるようになってうれしそうな祖母の姿を見て、リハビリテーションに興味をもつ。

TSUBASA

翼

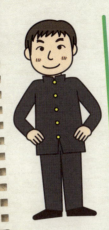

高校生。父親はサッカー少年にしたかったのだが、本人はもの作りに興味がある。家族でロンドンを旅行した際、パラリンピック陸上競技を観戦し、義肢の精度に惹かれ、今は義肢装具の情報を集めている。

KAORI

かおり

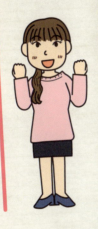

大学生。中学生のとき、いつも話し相手だった祖父が脳出血を起こし、失語症になった。退院後のリハビリテーションに付き添って言語聴覚士の存在を知り、祖父のように苦しんでいる人のためになりたいと思って言語聴覚士の道を選んだ。

SHOTA

翔太

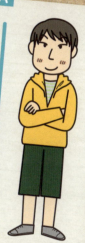

大学生。野球一筋だった高校のときに祖母が心筋梗塞で倒れ、理学療法士のお世話になった。そのとき、やさしく声をかけながら、動かしづらくなった祖母の身体をきびきびとストレッチする姿を見て「かっこいい」と思ったのが入学動機。

JINTOKU

仁徳先生

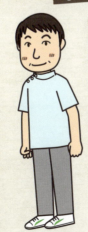

温かく忍耐強く学生を指導する。趣味はスキーだが、実はプロ級の腕前。学生時代にスキー中、骨折し、自らのリハビリテーション計画を立てて早期大学復帰した経験をもつ。現在は、大学でスキー部の顧問を務めている。

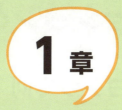

リハビリテーションとはどのようなものか

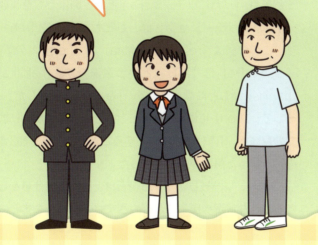

よくリハビリテーションって聞きますが、説明しようと思うと、意外とわかりません。一言で言うとどんなことで、いつから誰が始めたものなのですか。

今は、病気やけがからの回復など、前向きな意味で理解されている「リハビリテーション」だけど、歴史の中では、いろいろな意味があったんだよ。リハビリテーションの歴史も見てみよう。

ポイント リハビリテーションの言葉の意味と、現在のようなリハビリテーションが行われるようになるまでの歴史を学習します。

1 リハビリテーションとは

◆リハビリテーションって何？

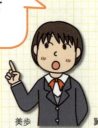
祖母がよく「リハビリしなくちゃ」と言っているのですが、リハビリテーションって何ですか？

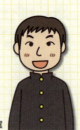

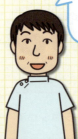
そうだね。それではこれからリハビリテーションの世界を見ていこう。

美歩　　翼　　仁徳先生

リハビリテーションという言葉の意味は？

これからリハビリテーションについていろいろと学んでいきますが、そもそも、「リハビリテーション」とはどのような意味なのでしょうか？

「リハビリテーション」は、もともと英語の「rehabilitation」であり、この単語は「re」＋「habilita」＋「tion」と分解できます。

まず、「re」は「再び」という意味です。「habilita」はラテン語の「habilis」がもとになっていて、「ふさわしい、適した」という意味です。そして、「tion」には「～すること」という意味があります。全体を通しての意味は、「再びふさわしくすること」となり、そこから「全人間的復権」といった意味が生まれました。

つまり、リハビリテーションとは、日常的に仕事をし、普通に生活できるような状況へ戻ることをめざすものといえます。

●ジャンヌ・ダルクと「リハビリテーション」

みなさんは、ジャンヌ・ダルクという人を知っていますか？

昔、フランスとイギリスが戦争をしていました。彼女は、まだ少女でしたが、フランス解放のために参戦して軍を指揮し、成果を上げました。ところが、それをよく思わない勢力によって異端の宣告を受け、1431年に火あぶりの刑になりました。

彼女の死後、1456年にその罪の有無についてやり直しの裁判が開かれ、その結果、無罪の判決が下されました。この裁判は、「リハビリテーション裁判（復権裁判）」と呼ばれました。

> **memo**
> 英語のrehabilitaionは、訳されないで、そのまま「リハビリテーション」という日本語として使われています。ほかに、下のような日本語にも訳されています。
> ・社会復帰
> ・修復、回復
> ・全人間的復権
> ・名誉回復
> ・機能回復（狭義）

現在の、リハビリテーションの定義とは？

●ハワード・ラスクの定義

リハビリテーション医学の父と呼ばれる**ハワード・ラスク**（1901～1989）は、「リハビリテーション」を次のように定義しています。

「可能ならば身体障害を取り除き、最大限、障害を軽減させ、また身体的障害の残る人が生活し働けるように、潜在能力をこの上なく発揮できるよう訓練すること。」

●WHOの定義

世界保健機関（WHO）では、1981年、リハビリテーションについて定義づけを行いました。それによると、リハビリテーションには、能力の低下と社会的に不利な状態を改善すると同時に、障害をもつ人が社会の中で問題なく生活し、また活躍するための制度・法律・システムなど、あらゆる手段が含まれるとしています。また、障害をもつ人が社会や生活の環境に適応するための医療と、社会訓練を行うことはもちろん、障害をもつ人に不便がないよう、環境や社会全体を改善していくことが、リハビリテーションの目的とされています。障害をもつ人自身はもちろん、その家族、そして住んでいる地域社会全体で、リハビリテーションに関するサービスの計画と実行にかかわり、その全員で状況を良くしていく必要があります。

ハワード・ラスク
第二次世界大戦中はアメリカ空軍の軍医を務め、戦傷病兵に対して行った積極的なリハビリテーションは大きな成果を上げた。戦後はニューヨーク大学リハビリテーション医学研究所を創設し、その所長となった。

 障害者権利条約とは

障害者権利条約（Convention on the Rights of Persons with Disabilities）は、すべての障害者（身体障害、知的障害および精神障害等）の尊厳と権利を保障するための条約です。この条約は、2006年第61回国連総会で採択されました。日本では、これを受けて、平成23（2011）年に障害者基本法を改正し、平成25（2013）年に、すべての国民が、障害によって分け隔てられることなく、相互に人格と個性を尊重し合いながら共生する社会の実現に向け、「障害を理由とする差別の解消の推進に関する法律（障害者差別解消法）」を国会で成立させています。

私たちには、街路が車いすで安全に通行できるか、建物の出入り口の段差やスロープの有無、障害者用のトイレ、駐車場などの整備状況などを観察する視点があるとよいでしょう。

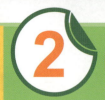

2 リハビリテーションの歴史

◆ 障害に対する考え方は、どのように変わってきたの？

昔は、
障害をもつ人は、
どんな生活を
送っていたのでしょうか。

今の考え方とは
違っていたようだよ。
大昔までさかのぼって
見てみよう。

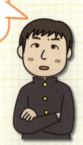
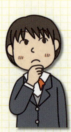
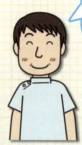

> **memo**
> 「障害」は、「障碍」や「障がい」とも表記されます。「害」という文字には負のイメージがあるため、主に明治時代に「障害」とともに使われた「障碍」や、漢字表記を避けて「障がい」を使うべきという考えがあるためです。また、障害は、それをもつ人でなく社会にあるという考えから、「障害」を使う例もあります。この本では、現在の法律などに合わせて、「障害」と表記しています。

障害をもった人は、どんな苦労をしてきたの？

　リハビリテーションの歴史について見る前に、まず障害をもった人がどのように生活し、国や社会がどう対応してきたかなどの歴史を見ていきましょう。

●原始時代・古代

　病気・外傷で障害をもった人は、昔も世界中に存在していました。古い書物には、そのことがいろいろな言葉と表現で書かれています。

　原始時代や古代では、障害をもつことは、生きるうえで大変不利だったと考えられます。昔から、病気・外傷で障害をもつことが貧困の原因となっていました。古代ギリシャでは、ひどい話ですが、障害をもって生まれた子どもは捨てられたと言われています。

●近世

　江戸時代の日本では、徳川幕府による五人組という制度がありました。5家族を1つの単位として考え、協力して作業を行ったり、連帯責任で年貢を納めたりしていました。そしてこの五人組には、病気や外傷で障害をもっている人に対する責任をもたされたのです。障害をもった人がいると、その人にできる仕事を割り振ったということです（**図1-1**）。元気な人でも仕事を自由に選べない時代でしたが、障害をもっている人はなおさらでした。

　狩猟生活をしている民族では、障害をもった赤ちゃんが生まれるとすぐに殺害する民族もあれば、みんなで大事に育てる民族もありました。

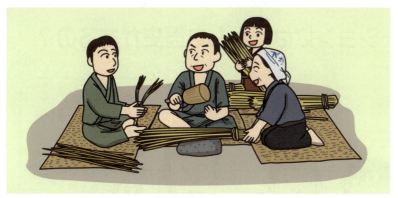

図 1-1 協力して縄をなう家族（江戸時代）

　中東では伝統的に、宗教思想により、**喜捨**といって、障害をもっている人を援助する考え方があります。しかし、このことが逆に、障害をもっている人が自立できない原因になっているとも言われています。

　東南アジアでは、子どもが障害をもって生まれたのは、生前の悪い行いのせいとする考え方があります。障害をもっていることが恥だという考え方が、リハビリテーションがうまくいかない原因にもなっています。

　アメリカは、世界に先駆けて、障害をもっている人のための法律、リハビリテーションに関する法律を作ってきましたが、それは障害をもっている人に対する偏見・差別があったからこそでした。それらを少しずつ改善して、リハビリテーションの先進国になったのです。

● 近代

　近代では、ドイツの**ヒトラー**が、障害をもっている人は国の発展を妨げると言って、虐殺した歴史があります。障害をもっているだけで能力がないと決めつけるという、とんでもない話です。

　障害があると能力がないと決めつけたり、失語症（p.26参照）の患者さんが精神疾患と間違えられたり、精神障害があると何もできないと判断されたり、といったことが、これまでの歴史で繰り返されてきました。現代物理学の父と呼ばれる**アインシュタイン**も、なかなか言葉を話し始めず、両親を心配させたと伝えられています。

喜捨
進んで金品を差し出すこと。困窮者を助けるための制度で、イスラム教徒に義務づけられた五行の一つ。ザカートと呼ばれる。

アドルフ・ヒトラー
1889～1945年。国家社会主義ドイツ労働者党（ナチス党）の指導者で、1933年から1945年にかけて独裁指導体制を築いた。1939～1945年の第二次世界大戦中に進めたホロコーストでは、組織的な大虐殺が行われた。

アルベルト・アインシュタイン
1879～1955年。ドイツ生まれの物理学者で、相対性理論などを提唱した。1921年にノーベル物理学賞を受賞し、現代物理学の父と呼ばれる。今日では、発達障害があったと考えられている。

図書館を活用して調べる習慣をつけよう

　大学生にとって図書館は、あらゆる情報と方法を示してくれる場所です。高校生のころと違い、自習のための場所ではなく、研究的要素がある場所で、レポートを書くときに関連の図書、ジャーナルなどの文献を調べます。必要な本や資料探しは、図書館司書が助けてくれます。使うほど便利になるので、大学生活で上手に利用したいものです。

◆リハビリテーションには、どんな歴史があるの？

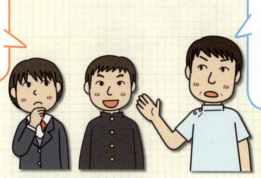

リハビリテーションは大昔からあった？

　障害が昔からあったのと同じく、リハビリテーションも、人類が現れたときからあったはずです。原始時代に狩猟生活で、仲間が傷ついたり、骨を折ったりしたら、きっと仲間を助けて、自分たちの住んでいるところへ連れ帰り、傷や骨折の手当てをしたことでしょう。

　紀元前の古代ギリシアでも、傷ついた兵士に傷の治療をするとともに、少しずつ運動するのが回復によいと**ヒポクラテス**が言っています。世界遺産であるカンボジアの**アンコール・ワット**の壁画にも、傷ついた兵士が立ち上がる練習をしている場面が描かれています。

　戦争はもちろんよくないことですが、リハビリテーションが大きく発展したのは、近代の戦争によるというのも事実です。第一次世界大戦（1914～1918年）には多くの国が参戦し、多くの兵士が戦場に送られ、傷つきました。戦争が終わって国に戻ったとき、身体に障害を負った状態での社会復帰がむずかしかったため、戦争で傷ついた元軍人（傷痍軍人）のための法律が各国で作られました。

　この大戦後にアメリカでは在郷軍人会と海外戦争復員軍人会が組織され、役割を終えて国に戻った軍人（復員軍人）は、「リハビリテーション・保健・教育・福祉」という一連の優遇措置（恩典）を獲得しました。これが、職業リハビリテーションの概念へと発展したのです。

　続いて第二次世界大戦（1939～1945年）が起こり、さらに多くの人々が戦場に送られ、大勢の人が傷つきました。戦争が終わると、国の責任で兵士が社会復帰し、仕事をできるようにすることが課題となったため、各国でリハビリテーションが推奨されました。戦争が終わって間

ヒポクラテス
古代ギリシアの医師。病気は呪術や神々の仕業によるものではないと、最初に考えた人物とされ、医学の父と呼ばれている。

アンコール・ワット
ヒンドゥー教の寺院として建てられ、壁は、神々や戦闘場面などの細かな彫刻で飾られている。

もなく、それまでばらばらに活動していた専門家が、チームとしてリハビリテーションに当たることを、ハワード・ラスク（p.3参照）が提唱したのです。

●**日本のリハビリテーションの歴史**

日本では、戦争が終わってからしばらくして経済状態がよくなってきましたが、リハビリテーションが充実していないことを世界保健機関（WHO）から勧告されました。1963年には日本初の理学療法士・作業療法士の養成校が設立され、1965年、理学療法士・作業療法士の資格や業務内容を定めた「理学療法士及び作業療法士法」が制定されて国家試験制度が始まりました。また、日本では、保護等のために障害をもつ人を隔離するコロニー政策をとっていましたが、1970年代に社会福祉制度の整備に**ノーマライゼーション**の考え方が取り入れられたことにより、さらにリハビリテーションが発展しました。

現在、リハビリテーション医療は、介護保険、および予防的観点からも、その必要性と重要性が高まっています。

ノーマライゼーション
障害をもつ人と健常な人がともに生活できる社会がノーマルな社会であり、これをめざすという考え方。

障害をもつ人たちとどう向き合えばいい？

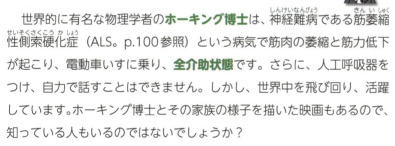

世界的に有名な物理学者の**ホーキング博士**は、神経難病である筋萎縮性側索硬化症（ALS。p.100参照）という病気で筋肉の萎縮と筋力低下が起こり、電動車いすに乗り、**全介助状態**です。さらに、人工呼吸器をつけ、自力で話すことはできません。しかし、世界中を飛び回り、活躍しています。ホーキング博士とその家族の様子を描いた映画もあるので、知っている人もいるのではないでしょうか？

このような人に対して、例えば言語聴覚士は、言語治療とともに、コンピュータを含め、いろいろな機械・器具を駆使して、コミュニケーションの手段を考えます。

お年寄りや障害をもつ人の車いすや杖などが邪魔だと言うなど、自分の都合で、偏見や差別につながる考え方をする人がいます。その一方で、このような状態や状況を解消しようと努力している人がいることを、知ってほしいと思います。

リハビリテーション関連医療職をめざす人には、病気・外傷で障害をもっている人のお手伝いをする気持ちで勉強してほしいと思います。障害をもつ人やその人たちをとりまく社会について、深く考えてもらいたいのです。

スティーヴン・ホーキング博士
1942年生まれの、イギリスの物理学者。ブラックホールに関する研究で、現代宇宙論に大きな影響を与えた。学生のころ筋萎縮性側索硬化症を発症し、車いすの物理学者として知られている。

全介助状態
移動や食事、排泄など生活に必要な動作すべてについて、常に全面的な介助が必要な状態。

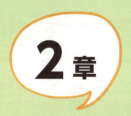

2章
リハビリテーションはなぜ必要か

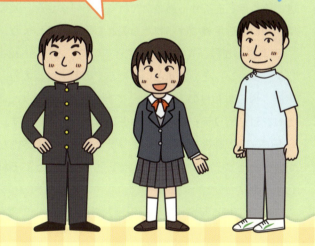

リハビリテーションと呼んではいなかったかもしれないけれど、けっこう昔から行われていたんですね。なぜ、リハビリテーションが必要なんですか。

リハビリテーションは、患者さんや障害をもった人たちがその人らしく生きるために必要なんだ。どういうことなのか、一緒に学んでいこう。

ポイント なぜリハビリテーションを行うのか、どのような人を対象にリハビリテーションが行われるのかを学習します。また、リハビリテーションにかかわるチームの職種に触れます。

1 リハビリテーションの意義

◆ なぜリハビリテーションをするの？

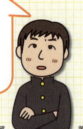
リハビリテーションのようなことは昔から行われていたんですね。でも、言葉ができて、リハビリテーションの考え方が生まれたのは、それほど昔のことではないのでしょうか？

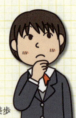

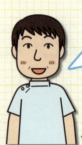
そうだね。リハビリテーションの考え方は、実はわりと新しいのかもしれないね。

翼　　美歩　　仁徳先生

リハビリテーションは本当に必要？

　1章ではリハビリテーションの歴史について学びましたが、その定義は、それほど古くからあったわけではありません。人類の歴史から見れば、つい最近定義づけられたものとも言えるでしょう。

　患者さんが再び人間らしく生きていくこと（rehabilitation：リハビリテーション）をめざすという行為そのものは、太古の昔から、医師や家族、身のまわりの人々によって行われていたかもしれません。ただ、それをリハビリテーションとは呼ばなかっただけです。

　日本では、戦後すぐにリハビリテーションの重要性が叫ばれ始めました。リハビリテーションは、なぜ、私たちにとってそれほど重要なのでしょうか？

　この章では、リハビリテーションの意義について考えてみましょう。

リハビリテーションの意義とは？

　医師は、最新の医療、いわば科学と技術を活用して、重い病気や大けがで生命の危機に瀕した患者さんの生命を助けてくれます。危うく終わりかけた人生を延長してくれるということは、大変にすばらしく、ありがたいことです。

　しかし、医療によって命を取り留めたとしても、寝たきりになってしまったのでは、幸せとは感じにくいかもしれません。人生の意義が失わ

れたと思ってしまう人も多いでしょう。

　ここで、リハビリテーションという言葉の意味を再確認してみましょう。リハビリテーションは、その助けられた命に、人間としての生活、活動を取り戻させるものです。「re」（再び）と「habilitation」（人生の権利を得る）とを合わせた「rehabilitation」という言葉そのものです。生活を取り戻し、その質を高めるものこそ、リハビリテーションなのです（図2-1）。

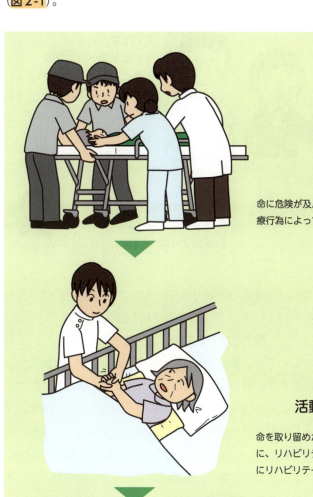

生か死か
命に危険が及んだ人が、医師たちによる医療行為によって、命を取り留める。

活動を取り戻す
命を取り留めた人が、再び生活できるように、リハビリテーション関連医療職とともにリハビリテーションに取り組む。

生活に結びつける
家族のもとに戻り、仕事や趣味などを再開し、自分らしい生活を送る。

図2-1　リハビリテーションのイメージ

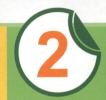

2 リハビリテーションの対象

◆リハビリテーションの対象の範囲は？

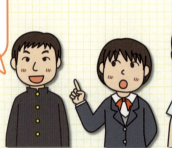

リハビリテーションは、具体的にはどのような状況のときに行うものなのですか？

リハビリテーションの対象となる領域はかなり広いんだ。ここでは、リハビリテーションの対象となる範囲について説明していこう。

リハビリテーションの対象となるのは？

　実際にリハビリテーションが行われるのは、どのような状況なのでしょうか？

　繰り返しになりますが、リハビリテーションの意味は、「再びふさわしくすること」、つまり人が人間としての権利を取り戻すことです。

　命を取り留めても、重大な障害や後遺症が残ることがあります。それほど重いものでなくても、障害や後遺症が残ると、それまでと同じ生活をしていくのに工夫が必要でしょう。いずれにしても、人としての生活の質を高めるために行われるものが、リハビリテーションなのです。

　したがって、リハビリテーションの適応範囲、つまりリハビリテーションの対象となる領域は、大変に広いと考えられます。医学的に言えば、あらゆる病気、またはそれに準じたものにより、生活の質が低下した状態の人が対象となります（図2-2）。

●脳卒中の場合

　例えば、脳卒中（p.58参照）は、脳の血管が詰まったり、破裂したりしてしまう病気です。この病気によって、中枢神経である脳の障害が起こると、通常は再生不可能であり、神経経路によって左右どちらかの半身に麻痺を起こしてしまいます。これを脳卒中による片麻痺と言います（p.61、図6-3参照）。

　脳卒中の程度にもよりますが、障害が重症な場合は命を落とすこともあります。一方、幸いにも軽症だった場合は、以前の健康なときと変わ

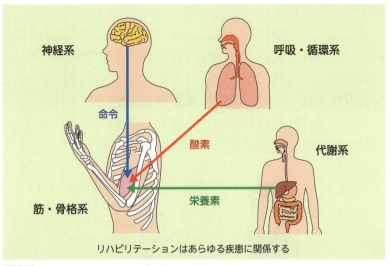

図2-2 リハビリテーションが対象とする領域

> memo
> これまで、中枢神経細胞は再生しないとされてきました。ところが、京都大学の山中伸弥教授は、iPS細胞により中枢神経細胞も再生可能なことを証明し、その業績によって、平成24（2012）年にノーベル賞を受賞しました。医療、科学の進歩や発達に合わせて、リハビリテーションも変化していくことが考えられます。

りなく、片麻痺もほとんど見られないようなケースもあります。麻痺とは、運動と感覚を調整している神経のおおもとの中枢神経（脳と脊髄）の障害によって、身体の一部が動かしにくくなる、またはまったく動かない状態のことです。

　リハビリテーションの目的は、病気になってしまったあと、早期から運動などをすることで最大限の回復を促し、脳卒中後の片麻痺という後遺症、障害をなるべく軽くすること、また状況を悪化させないことです。残された機能の中で、その人の最大限の能力を引き出すために、リハビリテーションが行われるのです（図2-3）。

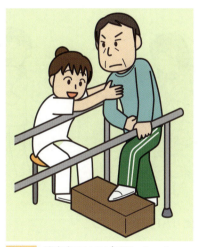

図2-3 脳卒中のリハビリテーションの様子

バイタルサインをチェックする

　バイタルサインとは、体温や血圧、脈拍、呼吸など、その人の身体の状態の指標となるもののことです。脳卒中は高血圧が関係していて、一度脳卒中を起こしたあとは、再発を防ぐために血圧が高くならないようにすることが大切です。運動を指導する際には、患者さんにストレスがかかるため、リハビリテーション関連医療職は血圧測定についても学習し、リハビリテーションを行うときには、血圧測定も行います。

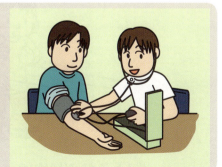

●脳卒中以外の場合

　脳卒中のほか、骨折や腰痛のような骨・関節の病気や整形外科関連の領域、また内科・外科などのさまざまな領域の病気や傷害が引き起こした障害に対し、社会的復帰を可能にする働きかけとして、リハビリテーションが行われています（図2-4、図2-5、図2-6）。

　さらに、身体的な障害だけでなく、精神的、心理的な障害に対しても、社会復帰を目的としたリハビリテーションが行われます。

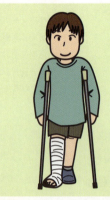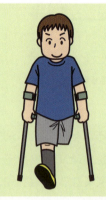

左：骨折でギプスをつけたときは、ギプスをつけているときと、外したあとに、それぞれリハビリテーションを行う。
右：脚を切断した人にもリハビリテーションが必要。

図2-4　骨折などのリハビリテーション

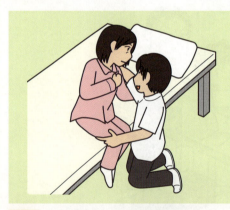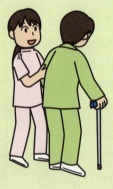

心臓、肺など、さまざまな病気の場合も、立ち上がりや歩行の練習を行うことがある。

図2-5　内科の病気のリハビリテーション

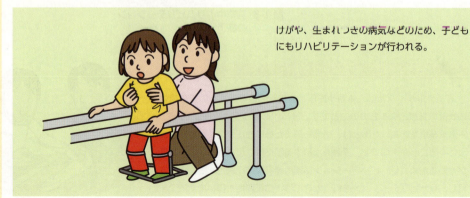

けがや、生まれつきの病気などのため、子どもにもリハビリテーションが行われる。

図2-6　子どものリハビリテーション

3 チーム医療

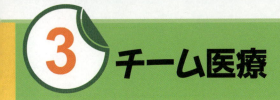

◆ リハビリテーションを行うチームとは？

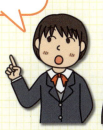
適応範囲が広いということは、リハビリテーション関連医療職はかなり広い範囲の知識と技術が必要ですね。

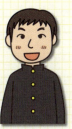

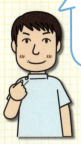
そのとおり。だから、複数のスタッフがチームを組んで、一人の患者さんのリハビリテーションにかかわっていくんだよ。

チームでかかわるのはなぜ？

　ここまで述べてきたように、リハビリテーションの適応範囲は大変広いため、活躍するスタッフも多種多様です。

　社会復帰や家庭復帰をめざすには、一人の専門家によるリハビリテーションではむずかしいことが多々あります。そこで、多くの専門家や専門職の人々がリハビリテーションにかかわって、社会復帰をめざす対象者にさまざまな働きかけを行っていくのです。これがチーム医療です。

チームにはどんな職種（しょくしゅ）の人がいるの？

　リハビリテーションにかかわるのは、例えば次のような専門家・専門職の人たちです（図2-7）。
・理学療法士：p.18参照。
・作業療法士：p.22参照。
・言語聴覚士：p.26参照。
・義肢装具士：p.30参照。
・リハビリテーション科専門医：病気や外傷の結果生じる障害を医学的に診断・治療し、機能回復と社会復帰を総合的に提供することを専門とする医師です。チームリーダーの役割を果たします。
・臨床心理士（りんしょうしんりし）："心の専門家"です。臨床心理学に基づく知識や技術を用いて、心の問題にアプローチします。公益財団法人日本臨床心理士資

格認定協会が認定する資格です。
- 社会福祉士：精神的・身体的・経済的なハンディキャップのある人から相談を受け、日常生活がスムーズに営めるように援助を行ったり、困っていることが解決できるように支えたりする、いわゆる「ソーシャルワーカー」です。厚生労働大臣の免許を受けた国家資格です。
- 看護師：病人などの療養上の世話または診療の補助や、日常生活の援助、看護を行います。厚生労働大臣の免許を受けた国家資格です。
- 管理栄養士：病気を患っている人や高齢で食事が摂りにくくなっている人、さらには健康な人まで一人ひとりに合わせて、専門的な知識と技術をもって栄養指導や給食管理を行います。厚生労働大臣の免許を受けた国家資格です。
- 栄養士：主に健康な人を対象にして、栄養指導や給食の運営を行います。都道府県知事の免許を受けた国家資格です。
- 介護福祉士：心身障害のため日常生活に支障がある人たちに対して、専門的知識と技術で、日常生活の介護や介護指導を行います。厚生労働大臣の免許を受けた国家資格です。

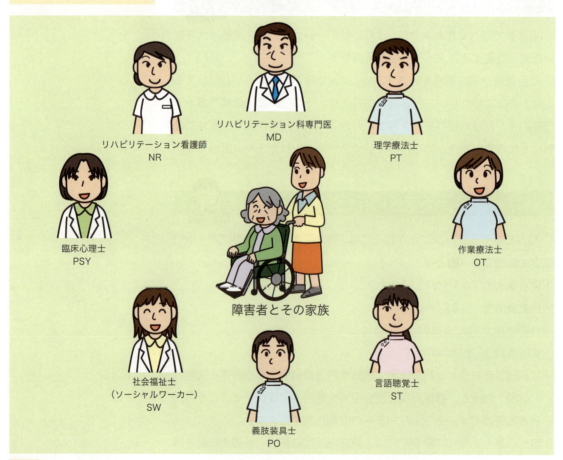

図2-7　チーム医療の例

16

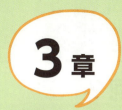

3章
リハビリテーションにかかわる医療職種って何？

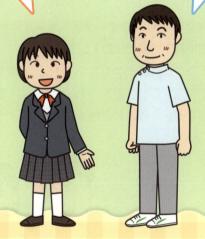

先生、リハビリテーションにかかわる医療職ってどんな人たちが、何をしているんですか？私でもなれますか？

医師、看護師は別として、代表的なのは理学療法士、作業療法士、言語聴覚士、義肢装具士だね。誰でもなれる、と言えるけど、その人の意識のもち方が重要だよ。みんながどのような仕事をしているのか、どうすれば資格が取れるのか見てみよう。

ポイント 理学療法士、作業療法士、言語聴覚士、義肢装具士とはどのような仕事なのか、どのような歴史があるのか、また、資格を取るためにはどうすればよいのかを学習します。

1 理学療法士

◆ 理学療法士って何？

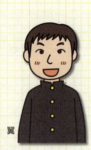
理学療法士の仕事はどんなことですか？

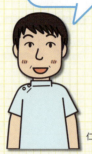
障害をもった人の能力回復のために、運動療法や物理療法を行うのが主な仕事だよ。

美歩　　翼　　仁徳先生

> **memo**
> 理学療法士は、physical therapist（PT）とも言います。

理学療法士とは？

　理学療法士は、障害をもった人の生活を生涯にわたってサポートする医療専門職の一つで、国家資格です。その仕事は、誕生してから人生を全うするまで、身体に障害のある方やその恐れのある方々を対象として、主に基本的動作能力を回復させるために、運動療法や物理療法を行うことです。対象となる方々の社会的背景を意識して、その方自身の努力を引き出すことも重要です。残っている機能（残存機能）を最大限に生かしながら、障害をできるだけ減らすようにするとともに、より活動的な

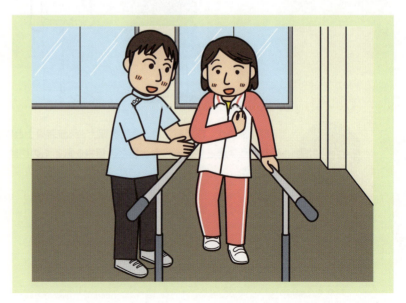

18

生活を送れるよう社会参加を促します。

●**理学療法士はどんなところで働いているの？**

　理学療法士の職場として、最も多いのが病院や診療所などの医療保険施設で、全体の7割を占めています。次に、介護老人保健施設や介護老人福祉施設、デイケアセンターなどの介護保険領域です。そして、障害者福祉センター、障害児（者）通所・入園施設、特別支援学級・学校といった福祉施設などと続きます。さらに教育施設や大学院、研究所などの研究開発事業でも活躍しています。また、数は少ないですが、プロ野球界やプロサッカー界などのスポーツ領域で働く理学療法士もいます。

　日本は、世界でも高齢化率の高い国です。国は2025年をめどに、高齢者・障害者が主体的に生活することを支援する**地域包括ケアシステム**への取り組みをスタートさせています。理学療法士も、地域包括ケアシステムの一員となることをめざして活動を進めています。

> **地域包括ケアシステム**
> 可能な限り住み慣れた地域で、自分らしい暮らしを人生の最期まで続けられるよう構築される、地域の包括的な支援・サービス提供体制。

理学療法士の仕事の内容は？

●**医療保険施設での仕事**

　職場となる医療保険施設には、病院と診療所（クリニック）があります。一般病院では、脳血管疾患（脳梗塞、脳出血など）後や高齢者の大腿骨頸部骨折（股関節付け根部分の骨折）などの急性期の理学療法を担当します。超急性期である集中治療室から理学療法を始め、関節の拘縮（動かさないことにより関節が固くなること）や筋力低下などの二次的な合併症を予防しながら、生活機能を徐々に回復させていきます。急性期を過ぎると、社会復帰や自宅復帰を目的に、回復期病棟でのチーム医療を行います。

 心臓リハビリテーション

　理学療法士の対象疾患として、脳血管疾患（片麻痺）や変形性関節症などの骨関節疾患に続き、最近、「心臓リハビリテーション」も注目されています。
　「心臓リハビリテーション」の対象は、虚血性心疾患（狭心症、心筋梗塞など）などの心臓病の患者さんです。体力を回復し、精神的にも自信を取り戻すことで、社会や職場への復帰をめざして、再発を防止しながら質の高い生活を維持するために行われます。内容は、運動療法、患者教育、生活指導などの活動プログラムへの参加です。
　今では、全国の医療機関の約20％が心臓リハビリテーションの場を提供しています（心臓リハビリテーションの詳細は、6章4節〈p.87～〉で述べます）。

＊呼吸リハビリテーションにも注目が集まっています（6章3節〈p.80～〉参照）。

●介護保険施設（介護老人保健施設、特別養護老人ホームなど）での仕事

　「機能・動作レベルの維持と向上」を主な目的として行われます。この時期には、患者さん自身の身体・精神機能の低下を防ぎ、残っている機能を引き出して、生活に必要な動作レベルを維持していくことが大切です。施設の介護スタッフへの介助方法のアドバイスも行っています。

●福祉施設（児童福祉施設、身体障害者施設）での仕事

　児童福祉施設では、成長の発達段階を基礎とした働きかけ、身体障害者施設では、利用者の個々の必要性に合わせたリハビリテーション治療を行います。主な訓練内容は、生活の機能面の回復を図り、社会参加を促すための、運動療法や基本動作の練習などです。

●研究開発にかかわる仕事

　研究開発は、大学病院や研究機関で行われますが、高等教育機関である大学院が徐々に増え始め、エビデンスに基づいた理学療法も展開され始めています。

●スポーツにかかわる仕事

　一握りの人たちではありますが、プロスポーツの世界（プロ野球やJリーグなど）で活躍する理学療法士がいます。多くはトレーナーとして、スポーツ選手の健康管理、コンディショニング、スポーツ傷害（p.77参照）のケア、トレーニング指導などを行っています。理学療法士の主な役割は、専門分野の知識や技術を生かしたスポーツ傷害のリハビリテーションを行うことです。

資格の取得方法は？

　理学療法士は国家資格であり、取得するには、まず、文部科学大臣・厚生労働大臣が指定した理学療法士養成施設で3年以上、必要な知識と技能を学び、国家試験の受験資格を取得する必要があります。そのうえで国家試験に合格し、厚生労働省に登録すると、晴れて理学療法士となるわけです。

　養成施設には、3年制と4年制の専門学校、および3年制の短期大学と4年制の大学の、計4種類があります。

◆ 養成施設では何を学ぶの？

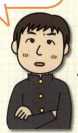
理学療法士になるためにはどのような勉強をすればよいのですか？

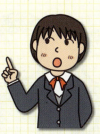

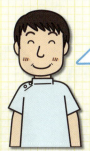
養成施設では、基礎分野、専門基礎分野、専門分野の科目を学習するよ。実習もあるよ。

どんな科目を学ぶの？

養成施設で学ぶ内容は、教養などの総合科目（基礎分野）、基礎医学および臨床医学（専門基礎分野）、各職種の専門科目（専門分野）となっています（表3-1）。

また、学外実習として、見学実習、検査実習（評価実習）、総合臨床実習などを行います。学外実習は、指導者と実習生が1対2で行われることが多いようです。

今後は、主に臨床参加型実習という形になっていくでしょう。総合臨床実習の到達目標ラインとしては、基本的な理学療法を、ある程度の助言・指導のもとに行えるレベルをめざしています。

表3-1 教育カリキュラムとその内容（養成施設で学ぶ科目の一例）

	教育内容	科目名	単位数
基礎分野	科学的思考の基盤	一般教養科目（人文科学、社会科学、自然科学、外国語など）	14
	人間と生活		
専門基礎分野	人体の構造と機能および心身の発達	解剖学、生理学、運動学、人間発達など	12
	疾病と障害の成り立ちおよび回復過程の促進	病理学、臨床心理学、医学概論、内科学、整形外科学など	12
	保健医療福祉とリハビリテーションの概念	リハビリテーション医学、リハビリテーション概論など	2
専門分野	基礎理学療法学	基礎理学療法学、理学療法研究法、病態運動学など	6
	理学療法評価学	理学療法評価学、検査・測定法など	5
	理学療法治療学	運動療法、物理療法など	20
	地域理学療法学	生活環境学、生活技術学、在宅理学療法学	4
	臨床実習	基礎実習、検査実習、評価実習、総合臨床実習	18
合計			93

注）平成29年9月現在。科目名は、養成施設によって異なる。

2 作業療法士

◆ 作業療法士って何？

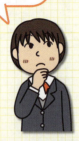
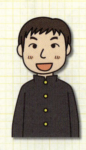
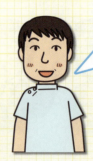

作業療法士の仕事はどんなことですか？

作業療法士の仕事は、障害をもった方々の活動を向上させ、生活の自立をめざすことだよ。

> **memo**
> 昭和40（1965）年に成立した「理学療法士及び作業療法士法」によって、日本に作業療法士が誕生しました。この法律で作業療法士は国家資格となり、医師の指示のもとで仕事をすることや、養成施設は3年以上の教育を行うことなどが決められました。
> 作業療法士は、occupational therapist（OT）とも言います。

作業療法士の役割は？

●**医学的アプローチと社会的アプローチ**

　作業療法士は、患者さんを自立した生活に導くため、身体機能面に加えて心理面へもアプローチする仕事です。作業療法士の役割は、事故やけが、病気で障害を受けた人が、元の生活が営めるような治療や、さまざまな援助を行っていくことです。

　具体的には、身体の機能や心の機能を回復させる「医学的アプローチ」から、日常のさまざまな生活行為を取り戻すための練習、さらに、社会のいろいろなサービスを利用することでその人らしい生活を送るための支援を行う「社会的アプローチ」まで、幅広い守備範囲を受けもっています。

●**医学的アプローチで回復する場合**

　まず、右ページの**図3-1**を見てください。横軸は長い人生を、縦軸は日常生活のレベルを表します。

　ある日、交通事故に遭ったとします。すぐに救急車で病院に運ばれて、医師による治療が始まります。

　幸いなことに命に別条はなく、症状は足の骨折だけで、医師の治療を受けて1日目に自宅に戻ることができたとしましょう。あとは、外来でリハビリテーションを受けて、杖を使った歩き方の練習、筋力を高めて関節が硬くならないようにする治療、痛みを軽くする治療などを行います。

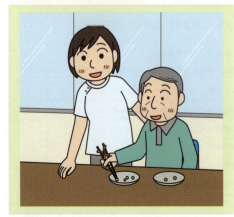

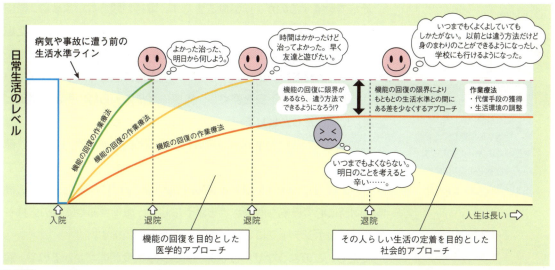

図3-1 元の生活に戻るための作業療法の流れ

こうした治療を受けて次第に足の骨折が治り、いつもと同じように登校したり、運動したりできるようになります。

このようなリハビリテーションは、ほぼ医学的アプローチだけで回復できたケースであり、理学療法の役割の一例です。

● 社会的アプローチを必要とする場合

次に、社会的アプローチを必要とするリハビリテーションについて考えてみましょう。事故の結果、背骨を骨折して脊髄を傷つけたとします。このような場合には、背骨の骨折だけではなく、脊髄損傷という病名がつきます。痛めた位置にもよりますが、手や足が思うように動かなくなったり、移動するのに車いすが必要になったりします。

医師による手術が終わると足の骨折の例と同じく、作業療法士は理学療法士と一緒に身体の機能を回復させる医学的アプローチを行います。入院して1日目、手術が終わりベッドで目が覚めたとき、患者さんはどのようなことを考えると思いますか？　想像してみてください。

「明日からの生活や将来は、どうなってしまうのだろうか？」という不安や心配が次々に出てきて、どうしたらよいかわからなくなってしまうことが想像できますね。患者さんに加えて、家族が同じ不安な気持ちになることも想像できるでしょう。

リハビリテーション関連医療職は、患者さんの機能を最大限回復させるように、医師の指示のもと、積極的な医学的アプローチを行います。しかし、医学的アプローチを行っても、身体を事故の前と同じ状態にまでは回復できないこともあります。これを、「障害が残った状態」と言います。しかし、障害が残った状態は、決して「何もできなくなってしまった状態」ではありません。

> **memo**
> オックスフォード大学のオズボーン博士によると、作業療法士は人工知能（AI）が発展してもなくならない仕事の第6位とされています（702の職種中）。

> **memo**
> 作業療法では、作業を通して、対象者の気持ちを変化させていきます。そのとき、武器になるのはあなたらしさかもしれません。
> 次のページの下線部は、作業療法士の主な役割です。

> **memo**
> 作業療法士は、福祉機器の開発・研究も行います。メーカーに就職したり、エンジニアと共同研究したりして、患者さんが豊かな生活を送れるように、さまざまな福祉機器開発にかかわっています。

そこで登場するのが、作業療法士です。障害が残らないように、<u>機能の回復や症状の軽減のための医学的アプローチ</u>を行い、障害が残った場合でも、違う方法でできるような工夫（代償手段の獲得）、<u>生活環境を整えるための調整</u>を行います。そして、入院直後に患者さんや家族が抱いていた将来に関する不安を軽くし、実際に「その人らしい生活の実現と定着」に向けたリハビリテーションを行っていくわけです。

このように、入院直後から、患者さんが戻る先である自宅や学校、職場といった地域社会での生活を考えながら、医学的アプローチに加えて社会的アプローチを行うのが、作業療法士の役割です。また、身体の機能と同時に心の機能も回復させるようにして、患者さんや家族の気持ちを少しずつポジティブにしていく役割も担っています。

ただし、このようなリハビリテーションは大変時間がかかるので、病院の入院期間だけではすべてを解決できません。そのため、作業療法士が活躍する職場の範囲は、現在、大きく広がっており、さらに今後の活躍が期待されています。

作業療法士の仕事の内容は？

ここからは、患者さんが障害を受けてから回復するまでのさまざまな時期ごとに、各職場における作業療法士の仕事の内容について見ていくことにしましょう。

そのほかの仕事は、右ページの**表3-2**に示しています。

●**急性期の病院での仕事**

職場は、大学病院や総合病院です。対象は、おおよそ病気や手術の直後から3週間くらいの間の患者さんで、病気による症状や手術の影響が現れたり、回復の兆しが見られたりする時期です。

この時期には、医学的アプローチが中心で、特に全身管理が必要ですが、患者さんがベッドで安静にしている状態が続くと、身体の機能が低下してしまいます。そのため、ベッド上で起き上がったり腰かけたりする練習を通して、体力の向上を図り、関節が硬くなることや、筋肉が弱くなることを防ぎます。この時期は、患者さんが自宅に戻ったときの生活を予測しながら、障害の回復と軽減のための作業療法を行います。

●**回復期の病院での仕事**

職場は、総合病院や回復期のリハビリテーション専門病院です。病状が安定してくると、患者さんは回復期の病棟がある病院へ転院、または転棟します。急性期以降の3〜6か月は、機能が大きく回復する時期で、回復期と言います。この時期の患者さんが対象となります。

リハビリテーションの内容は、医学的アプローチが6割、社会的アプローチが4割ぐらいです。患者さんの全身管理に留意しながら、自宅に帰ることを目標に作業療法を行います。自宅で生活するために、できる限り自分自身で身のまわりのことを行うことが目標になります。そこで、入院中から、身体の機能の回復に合わせた身のまわりの活動の練習を行います。例えば、パジャマから洋服へ着替える、風呂で身体を洗う、スマートフォンを使うといったさまざまな活動を、入院前と同じようにできるようになるために、実際に繰り返し練習します。

ただし、身体が思うように動かないという状況で、日常生活のさまざまな活動を一人で行う練習をするのはかなり大変です。そのような場合には、患者さんが興味のある手芸や工作などの**創作的作業**を行います。日常生活を行ううえで必要となる複雑な手指の動作などを、楽しみながら練習して、機能の回復を促します。

●生活期のリハビリテーションの領域での仕事

職場は、**生活期**の病棟がある病院、病院の外来、介護保険を利用した通所リハビリテーション、訪問リハビリテーション、介護老人保健施設、障害児・障害者の自立支援施設などです。対象は、回復期を過ぎた患者さんや、地域で生活する高齢者、障害のある子どもや成人などです。

この時期には、医学的アプローチが3割、社会的アプローチが7割ぐらいでリハビリテーションを進めていきます。生活期は、回復期リハビリテーションが終了したあとに、これまでのリハビリテーションで可能となっている家庭生活や社会生活を維持し、継続していくためのものです。病院の中だけではなく、自宅を訪問して作業療法を行います。このように作業療法士は、生活の場である「地域」で活躍することが求められます。

創作的作業

患者さんの興味などに合わせた創作や遊びなどの活動を通して心身の回復を図る、リハビリテーションの手段の一つ。手工業、園芸、料理など、さまざまな作業が行われている。「作業療法士」という名称は、「創作的作業」を治療の手段として用いることからつけられている。

生活期

以前は、維持期と呼ばれていたが、"維持"が目標ととらえられないよう、今は生活期と呼ぶようになっている。患者さんができることを増やす時期と言える。

memo

機能の回復に限界がある場合は、身近な道具を工夫したり、環境を整えたりして、日常生活が一人でできるようになることをめざします。

表3-2　そのほかの作業療法士の仕事

対象	内容
精神科の患者さん	長い入院生活から、地域で生活できるようになるための支援を行う
学習面や対人関係、生活面で困っている児童・生徒	子どもの状況に応じて学習環境を整え、また本人や教師、家族との面談を通して生活課題を解決する
生まれたときから障害のある子ども	遊びを通して、発達を促す
認知症の高齢者とその家族	残された機能を生かして、住み慣れた地域で生活できるように、支援する
障害があることで一般企業に就労できない人	状況に応じて就労環境を整え、また、本人や雇用者、家族と相談しながら就労支援を行う

❷ 作業療法士

3 言語聴覚士

◆ 言語聴覚士って何？

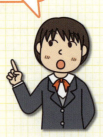
言語聴覚士の仕事は、どんなことですか？

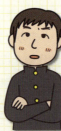

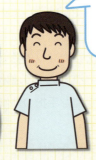
言葉やコミュニケーションに関する困難や障害をもった人を、家族も含めて支援するのが主な仕事だよ。まず、その詳しい仕事の内容について見ていこう。

memo
言語聴覚士は、speech-language-hearing therapist（ST）とも言います。

失語症
理解は比較的よくできるけれど話がつかえるブローカ失語（言語中枢のブローカ中枢が障害される。別名、運動性失語）と、言葉は滑らかに出るけれど、言い誤りが多く内容がかみ合わず、言葉を理解できなくなるウェルニッケ失語（ウェルニッケ中枢が障害される。別名、感覚性失語）がある。

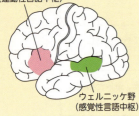
ブローカ言語野（運動性言語中枢）
ウェルニッケ野（感覚性言語中枢）

言語・コミュニケーションの障害とは？

　人は、「言葉」によって考え、行動し、コミュニケーションをとる存在です。人類は、言葉によって社会を構成し、文化を創造・継承してきました。

　小さいころ、日本語を話せるようになるために、特別に勉強をしたという人はいないでしょう。子どもは生まれながらに言語を獲得する能力をもっており、適切な環境が整っていれば、自然に日本語（母語）を学べるのです。しかし、何らかの原因でこの当たり前の言葉の学習（発達）が困難であったり、あるいは病気や事故などで、もともともっていた言語・コミュニケーションの能力が障害されたりすることがあります。

　例えば、脳卒中になって**失語症**（しつごしょう）という言葉の障害が起こると、言葉を話したり、聞いたり、書いたり、読んだりといったことがむずかしくなります。そのため、今までなにげなく行っていた家族や友だちとの会話ができないという、コミュニケーショ

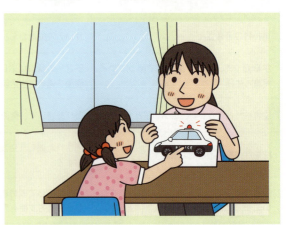

ン上の問題が引き起こされます。それによって、人との交流を通した多くの楽しみが奪われ、さらに仕事を失い、経済的な問題が出てくる場合もあります。こうしたことが、大きな精神的な苦痛と孤立につながることは、たやすく想像できるでしょう。

また、言葉の障害は、症状もその程度も外から見えないため、理解されにくい障害でもあります。患者さん自身も、なかなか自分の抱えている問題を理解し、受け入れることができません。そのため、言葉の障害をもつ人の多くが、人とかかわることを避けて孤立してしまいます。

言葉やコミュニケーションに障害をもつ人を理解し、支援するとともに、環境を調整することが、言語聴覚士のもう一つの仕事です。ここでいう環境には、家族が含まれます。コミュニケーション障害が引き起こす見えない問題にも目をくばり、言葉やコミュニケーションに障害がある人に対して、言語能力の回復や発達を支えていきます。同時に、今もっている能力を生かして効果的なコミュニケーション方法を考え、その人らしい生活や人生の回復をめざして支援します。そのためにも、環境の調整は欠かせないポイントです。

言語聴覚士はどんなところで働いているの？

日本言語聴覚士協会によると、会員の69.7％が医療機関で仕事をしています。具体的には、総合病院や大学病院、リハビリテーション専門病院やリハビリテーションセンターといったところです。次いで多いのが、老人保健施設と特別養護老人ホームの8.0％です。さらに続いて、福祉施設（7.2％）、学校教育（1.9％）、養成校（1.7％）など、言語聴覚士の職場は広い範囲にわたります。現在、約2万数千人の言語聴覚士がこれらの場所で働いていますが、治療や支援が必要な患者さんの数に対して、まだまだ足りないというのが現状です。

また、高齢化が進んだことで、国の政策で医療保険から介護保険への移行が進められており、地域や在宅での生活をめざしたリハビリテーションの必要性が高まっています。今後、通所リハビリテーションや訪問リハビリテーションといった介護保険のサービスでも、言語聴覚士が活躍する場は広がっていくことでしょう。

一方、少子化傾向が進んでいく中で、支援を必要とする子どもの数は逆に増加しています。通常の小学校に在籍する「学習や行動に著しい問題を持つ児童・生徒」の割合は、6.5％であることが報告されています。特別支援学校に在籍する子どもと併せて、理学療法士、作業療法士、言語聴覚士による外部専門家の支援が求められています。

> **memo**
> 医療保険は、病気の治療費などについて保険給付を行うものです。日本に住む人が全員加入している保険制度で、収入に応じて保険料を支払います。
> 介護保険は、介護費用について保険給付を行うものです。40歳以上の人が収入に応じて保険料を支払い、40～64歳では、決められた病気で介護が必要になったときに利用できます。65歳以上は、病気の種類は問わず、介護が必要になったときに利用できます。医療保険を利用する「入院」から、介護保険を利用する「在宅」への移行が進められています。

言語聴覚士の仕事の内容は？

言語聴覚士は、乳幼児期から成人、高齢者まで、幅広い年齢の、さまざまな人をサポートする仕事です。ここでは、その代表的な仕事の内容について見ていきましょう。

● 「成人の言語障害」に対して

失語症や記憶障害、認知症などによるコミュニケーション障害があります。失語症は、脳血管疾患や交通事故による脳外傷などが原因で起こる言語機能障害です。また、失語症以外の記憶障害や認知症など（**高次脳機能障害**）に対しても、言語聴覚士は患者さん一人ひとりの症状や発生メカニズムを把握し、それに対応したプログラムを組み立てて、訓練・指導を行います。

● 「話すことの障害」に対して

声帯や舌、唇など（発声発語器官）の運動障害によって起きる**構音障害**、声がかすれるなどの声の異常が起こる音声障害、なめらかに話すことがむずかしい吃音などです。これらも、言語聴覚士による評価・指導・訓練の対象となります。構音障害では、舌や唇などの発語器官の運動範囲や速度・力を向上させるための運動練習や正しい発音のための構音練習を行います。幼児期には、発声発語器官に運動障害がないにもかかわらず発音が不明瞭な機能性構音障害もあります。

● 「食べることの障害」に対して

食べたり飲み込んだりの障害（**摂食嚥下障害**）です。原因を明らかにし、「噛み砕いて（咀嚼して）、飲み込む」ために必要な器官の運動訓練や、飲み込む反射を高めるための指導・訓練を行います。

食べるための器官と話すための器官は同じです。**脳性麻痺**の子どもの食べるための指導（摂食指導）は、話すための指導（プレスピーチ訓練）としても行われます。

● 「言葉の遅れ」に対して

知的発達の遅れ、対人関係の障害、脳の損傷などにより言語機能の発達に問題をもつ子どもに対して、言語聴覚士は発達支援の視点でかかわります。言葉とコミュニケーションの発達には、保護者との楽しいコミュニケーションが特に重要で、保護者も支援の対象となります。「言葉やコミュニケーションへの関心を育てる」、「語彙や文法、文字の習得を促す」などの訓練・指導を行います。

● 「聞こえの障害」に対して

聞こえの障害（聴覚障害）のある人に、検査や訓練、補聴器の調整、補聴器の効果が得られない重度の人の人工内耳の手術後の調整（マッピ

高次脳機能障害
p.61参照。

構音障害
声帯や舌、唇などを使って話す動作のことを構音と言う。それらの麻痺などで障害が起こる場合と、働きが不十分で障害が起こる場合がある。

摂食嚥下障害
食べ物が咀嚼できない、うまく飲み込めない、むせる、といった障害。

脳性麻痺
赤ちゃんが母親のおなかにいるときから生まれて4週間後までの間に脳に損傷を受けて起こる、運動機能の障害。

ング)、訓練を行います。**言語獲得期**の幼児の場合は、言葉の発達に深刻な影響をもたらすため、「言葉の獲得」もサポートします。また、保護者の支援が大変重要となります。

> **言語獲得期**
> 人は生後、比較的短期間に自分の母語を理解し、話せるようになる。6歳ごろまでにほぼ完全な文法を獲得する。この過程を言語獲得期と言う。

「言葉の鎖」のどこに問題があるかを探ります

言語聴覚士がかかわる、言葉や聞く能力に関する障害を、「言語聴覚障害」と言います。この言語聴覚障害がどのようにして起こるのかを、「言葉の鎖」(speech chain)(図3-2)を使って説明しましょう。話し手と聞き手という2人がいる場面と考えてください。

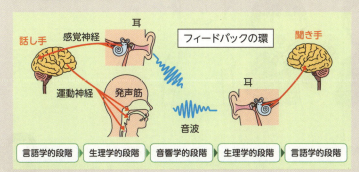

図3-2 言葉の鎖

まず、言葉を発する人(話し手)の頭の中に、聞き手に伝えたいと思う事柄や感情が生まれます。それを表現するために、話し手が正しい文を想起するのが「言語学的段階」です。それを話し言葉として表出するために、運動神経を通して声帯・舌・唇などに動きの指令が出され、声帯などの筋肉が動いて音声が作られます。これが「生理学的段階(出力系)」です。そして、音声は、空気の振動として伝わります。この音声になった段階を「音響学的段階」と呼びます。

次に、話し手が発した音声(空気振動)を、聞き手が理解するまでの過程を見てみましょう。まず耳に入ってきた音が、耳の奥の内耳に入り、内耳の神経の興奮によって音が電気信号に変換されます。これが「生理学的段階(入力系)」です。この電気信号が大脳に伝わり言葉に変換(理解)されます。これが、「言語学的段階」です。

言語聴覚士は、言語・コミュニケーションの問題が、この「言葉の鎖」のどの段階に生じているかを探ることで、支援の方法を考えていきます。「言語学的段階」の障害は、単語や文を想起したり、理解したりすることに問題が生じた状態です。これには、知的障害や**自閉スペクトラム症**に伴う言語発達障害や、脳血管疾患に伴う失語症・高次脳機能障害などが当てはまります。

「生理学的段階」の障害は、言語聴覚情報の出力系と入力系の障害に大きく分けられます。出力系の障害には、**口蓋裂**言語、脳性麻痺言語、運動障害性構音障害などがあります。この障害は、多くの場合、食べたり飲み込んだりすることの障害(摂食嚥下障害)を合併することになります。入力系の障害は、聴覚障害です。子どもの聴覚障害の場合には、言葉を理解し言葉が話せるようになること(言語獲得)にも影響を与え、「言語学的段階」の問題も引き起こすことになります。

> **自閉スペクトラム症**
> ほかの人とコミュニケーションをとるのがむずかしかったり、特定の行動の繰り返しや、特定のことへの強い興味(こだわり)などが見られる。症状は人によっても異なり、知的障害のない場合もある。

> **口蓋裂**
> p.104参照。

❸ 言語聴覚士 | 29

3章 リハビリテーションにかかわる医療職種って何?

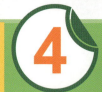
4 義肢装具士

◆ **義肢装具士って何？**

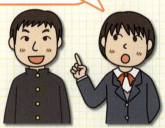
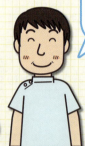

パラリンピックで、義足の選手が活躍しているのを見ました。ああいった義足は誰が作っているのですか？

義肢装具士だよ。彼らも、患者さんや障害をもつ人の治療とリハビリテーションには欠かせない存在なんだ。

memo
義肢装具士は、prosthetist & orthotist（PO）とも言います。

義肢装具士とは？

　義肢や装具、そして義肢装具士という言葉は、あまり聞くことがないかもしれません。しかし、最近では、パラリンピックなどで活躍する義足のアスリートがテレビや雑誌で紹介され、義肢について知る機会も増えてきたのではないでしょうか。また、装具についても、おそらく「何となく知っている」という程度でしょう。ここでは、義肢や装具がどのようなものか、またそれらを作っている義肢装具士がどのような仕事をしているかについて紹介していきます。

　「義肢」や「装具」という用語は、JIS用語で規定されています。それによると、義肢（prosthesis）は「欠失した四肢の一部の形態又は機能を代償するために装着、使用する人工の手足」であり、上肢（手や腕）に装着する義手と、下肢（股から下の脚全体）に装着する義足に分けられます（図3-3）。

　一方、装具（orthosis）は「四肢・体幹の機能障害の軽減を目的として体表に装着して、機能を補助する器具」とされています。上肢に装着する上肢装具、胴体（体幹部分）に装着する体幹装具、下肢に装着する下肢装具に分けられます（図3-4）。

　つまり、義手や義足は切断され失われた手足

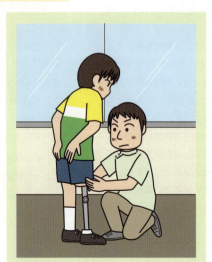

の代わり（代償）となり、装具は病気やけがなどで失われた機能の代わりになるものと言えます。

こうした義肢装具を患者さんや障害をもつ人のために製作・提供しているのが、国家資格の義肢装具士です。障害のため義肢を装着して仕事などに戻る（社会復帰）人や、病気や外傷で装具を使って治療やリハビリテーションを行っている患者さんにとっては、非常に重要で欠かせない存在と言えます。

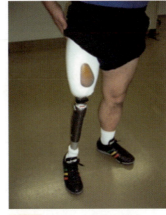
図3-3　義肢（大腿義足）

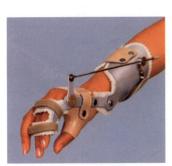
上肢装具

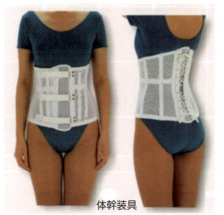
体幹装具

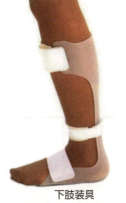
下肢装具

図3-4　装具

義肢装具士の職場と仕事の内容は？

義肢装具士の仕事は、医療専門職（コ・メディカル）の一員として、医師の処方に基づいて患者さんや障害のある人に治療・更生のための義肢装具を提供し、一日も早い社会復帰を助けることです。

職場としては、民間の義肢装具製作施設が多く、病院やリハビリテーションセンターなど医療機関で働く義肢装具士は、これと比べて少なくなっています。会社に所属して働き、将来的に自ら会社をおこして独立することも可能です。

また、青年海外協力隊や、紛争国でのNGO活動を行っている団体で活躍する義肢装具士もいます。このように海外で活動する場合は、養成校を卒業してすぐに派遣されても、治療現場での勤務経験（臨床経験）が少ないため苦労することが多いようです。海外をめざす場合も、まず日本で十分な経験を積んだうえで行ったほうが活躍できるはずです。

義肢装具士の業務形態としては、病院など医療機関から製作を依頼さ

れて、医療機関に出向く形になります。その医療機関で、義肢装具を必要とする人たちに対し、患部の**採型**・**適合**業務を行います。

義肢装具士の業務は、法律（義肢装具士法）では「義肢装具士の名称を用いて、医師の指示の下に、義肢及び装具の装着部位の採型並びに義肢及び装具の製作及び身体への適合を行うことを業とする」となっています。要約すると、医師の処方によって、義肢装具を製作するための患部への採型や適合を行うということです。この「採型・適合」は、義肢装具士でなければ行うことはできません。また、ほかの医療職や一般の人が義肢装具士と名乗って類似する業務を行うことはできません。

義肢装具士の過去・現在・未来は？

西洋における義肢装具の歴史はとても古く、紀元前から古書に記されています。海外では、明治のはじめにはすでに研究・開発が盛んに行われ、市販もされていました。

日本では、鈴木祐一（1872～1921）といって、独自に義足を研究した人物がいます。彼は、16歳のときにけがで足が化膿し、膝から下（下腿）を切断しました。はじめに製作してもらった義足は、適合が悪く、歩くことは困難でした。そこで、自ら義足を改良し、歩行訓練を繰り返すことで、数か月後には義足で歩けるようになったのです。

当時は日清戦争の最中であり、彼はこれを機に、傷病兵を見舞うようになりました。そして、切断者への啓発活動として自らの義足歩行を見せ、同時に義足製作の研究も深めていきました。彼はこの成果を明治35（1902）年に著書『義手足纂論』として出版し、義足装着者や製作者に大きな影響を与えました（図3-5）。鈴木祐一が主張した、第一に機能的であること、第二に経済的であることという点は、現在の義肢装具製作にも通じるところがあります。

このころ、日清・日露戦争により手足の切断者が急増し、軍に品物を納める御用達会社、つまり鈴木祐一らの民間の製作会社で、恩賜として負傷者に支給される義足が製作されるようになりました。その後、民間製作会社から分かれたり（暖簾分け）、鈴木祐一のような開明的な義足製作者たちにより新しい会社が設立されたりして、製作会社が徐々に増えていきました。

●義肢装具製作者から義肢装具士へ

長い間、日本の義肢は医学的側面からは考慮されず、ほとんど経験と勘に基づいて作られていました。近年になると、民間の製作会社で働く製作者が次第に増えていきましたが、製作者一人ひとりの技術の向上や、

採型
石膏を含ませたギプス包帯を用いて、患部の凹型の型をとること。

適合
ある程度でき上がった状態で仮合わせを行うこと。

memo

日本における義肢に関する最も古い記録は、幕末から明治にかけて活躍した歌舞伎役者の三代目澤村田之助（1845～1878）の装着した義足です。
彼は舞台でけがをした足が脱疽（壊死）になってしまい、アメリカ人宣教医ヘボンによって右大腿の切断手術を受けました。その後、日本人の人形師に義足を製作させたところ、見た目は大変すばらしかったものの、機能的には役に立たず、歩くこともできなかったということです。そのため、ヘボンを通じてアメリカの製作会社に義足を製作してもらい、1868年にその義足を装着して再び舞台を踏み、大人気になったという逸話が残っています。

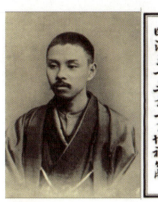
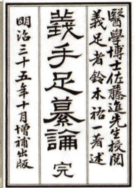

図3-5　鈴木祐一とその著書

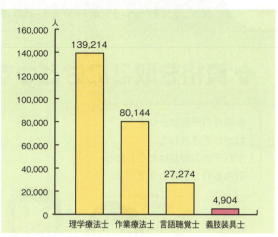

図3-6　義肢装具士と他の医療職との有資格者数の違い

その身分の制度化などは立ち遅れていました。

　医療やリハビリテーションの現場において、医学的な知識をもって義肢装具の製作を行う人材の必要性が高まってきたこともあり、昭和57（1982）年に「義肢装具養成校」が開設されました。そして、昭和63（1988）年には第1回義肢装具士国家試験が始まりました。

　この国家試験が始まってから約30年が経過しましたが、平成28（2016）年3月現在で義肢装具士の数は5,000人弱と、他のリハビリテーション関連医療職と比較してもわかるように、まだまだ少ないのが現状です（図3-6）。

　義肢装具士は、医療職の中でも、"もの作り"を行うという大きな特徴をもっています。ものを作る対象は患者さんや障害をもつ人たちであり、自分が製作したものが不快感もなく適合し、その方の役に立つかどうかは、その場で答えが出ます。機能的に問題があったり、気に入ってもらえなかったりした場合は、使ってもらえません。義肢装具士の仕事は、自分が製作したものに対しての結果が出るのが早くわかりやすい半面、安全面などの責任も重大です。しかし、患者さんが気に入り、喜んでくれれば、義肢装具士としての大きなやりがいが得られるはずです。

　今後も、医療の発達によって治療法やリハビリテーションそのものが進化することで、義肢装具への依存度が高まっていくかもしれません。また、超高齢社会へと突き進んでいる現代では、義肢装具はもちろん、高齢者に対する介護用具も含めた福祉機器や日常生活用具など、自立支援のための福祉用具は、より積極的に活用されていくことでしょう。

> **memo**
>
> 早稲田大学の創始者である大隈重信（1838～1922）は、1889年の暗殺事件で右大腿切断となり、アメリカの製作会社へ義足の製作を依頼しました。これによって社会復帰を果たし、内閣総理大臣にまでなりました。
> このころはまだ、手足を切断した人のうち、義肢を装着して日常生活を送ることができた人はほんの一握りでした。

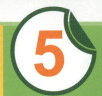

5 資格取得のために

◆ 資格を取るにはどうすればいいの？

各職種の概要は少しずつ
わかってきました。
それぞれの資格はどうしたら
取れるのでしょうか？

それぞれの養成施設に入って
受験資格を取り、国家試験を
受ける必要があるんだ。

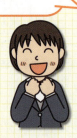
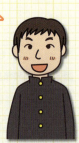
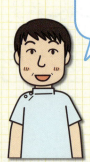

免許の取得方法は？

　理学療法士、作業療法士、言語聴覚士、義肢装具士の免許を取得するためには、文部科学大臣、厚生労働大臣から指定許可された各職種の養成施設（専門学校、短期大学、大学）に入学する必要があります。
　これらの養成施設で決められた科目の単位を修得し、卒業すれば、**国家試験**を受験できるようになります。この国家試験に合格することで、免許を取得できます（**図3-7**）。

国家試験
リハビリテーション関連医療職の国家試験は、主に5肢択一のマークシート方式で行われる。

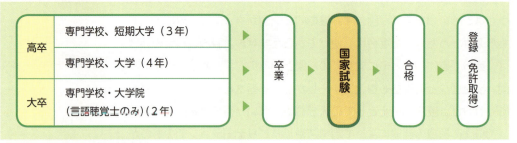

図3-7　各職種の免許取得の流れ

どのような養成施設があるの？

　養成施設の修業年数は、基本的には3年または4年の専門学校および大学があります。言語聴覚士の養成施設には、大学卒業者を対象とした2年制の学校もあります。
　各養成施設は、それぞれの職種の職能団体のウェブサイトで調べるこ

とができます。大学は、7年に1回の認証評価（大学評価）が行われています。リハビリテーション関係（理学療法士、作業療法士、言語聴覚士）の養成施設は、5年に1回、リハビリテーション教育評価機構による評価が行われています。

養成施設では何を学ぶの？

教育内容は、それぞれの職種によって違いますが、基本的な大きな枠組は同じです。卒業に必要な最低の単位は93単位となっています。カリキュラムを大きく分けると、基礎分野として教養などの総合科目、専門基礎分野である基礎医学および臨床医学、専門分野である各職種の専門科目となっています（表3-3）。

表3-3　各職種のカリキュラム

	基礎分野	専門基礎分野	専門分野
理学療法士	科学的思考の基盤 人間と生活	人体の構造と機能および心身の発達 疾病と障害の成り立ちおよび回復過程の促進 保健医療福祉とリハビリテーションの理念	基礎理学療法学　理学療法評価学 理学療法治療学　地域理学療法学 臨床実習
作業療法士	科学的思考の基盤 人間と生活	人体の構造と機能および心身の発達 疾病と障害の成り立ちおよび回復過程の促進 保健医療福祉とリハビリテーションの理念	基礎作業療法学　作業療法評価学 作業治療学　　　地域作業療法学 臨床実習
言語聴覚士	人文科学 社会科学 自然科学 外国語 保健体育	基礎医学 臨床医学 臨床歯科医学 音声・言語・聴覚医学 言語・音声・心理など その他	言語聴覚障害学総論 失語・高次脳機能障害学 言語発達障害学 発声発語・嚥下障害学 聴覚障害学 臨床実習
義肢装具士	科学的思考の基盤 人間と生活	人体の構造と機能および心身の発達 疾病と障害の成り立ちおよび回復過程の促進 保健医療福祉とリハビリテーションの理念 義肢装具領域における工学	基礎義肢装具学 応用義肢装具学 臨床実習

注）平成29年9月現在。科目名は、養成施設により異なる。

臨床実習はどこでどのぐらいやるの？

臨床実習では、学校外の施設（病院、クリニック、老人保健施設など）で、それぞれの施設の指導者によって指導が行われます。実習時間は職種によって違い、最長で810時間（18週間）です（平成29〈2017〉年9月現在）。

臨床実習の目的は、それぞれの養成施設で学習した知識と技術・技能および態度を、臨床における体験によって統合することです。学校で学んだことが実際の臨床場面でどのように実践されているかを体験し、その実践能力を身につける総まとめの場です。卒業後、それぞれの職場で少しでも早く実践できることをめざして行われます。

◆ 国家試験はむずかしいの？

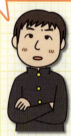
国家試験、受かるかな……。心配だな。

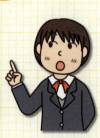

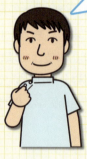
養成施設でしっかり勉強すれば、心配ないよ。

合格率はどのくらいなの？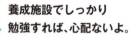

　国家試験は、決してむずかしいということはありません。職種や年度によって国家試験の合格率は異なりますが、理学療法士・作業療法士は受験者の75～90％、言語聴覚士は60～70％、義肢装具士は80～90％が合格しています。ただ、国家試験は、年1回しか行われません。2月下旬に試験、3月下旬に合否発表となっています。

　現在は、各養成施設で国家試験対策が行われるようになっています。

　養成施設の1年生で学習する基礎医学（解剖・生理・運動学）を十分理解していると、2年生、3年生の科目が理解しやすくなります。臨床実習でさらに勉強して、国家試験に合格できる力をつけていきましょう。

介護福祉士
2章p.16参照。

ケアマネジャー
介護支援専門員。介護保険制度において、利用者の心身や生活の状態を評価し、それに合わせたケアプランを作成する。

社会福祉士
2章p.16参照。

 リハビリテーションに関連する職種

　リハビリテーションにかかわる専門職のメンバーは、対象となる人・患者さんの年齢・性別、リハビリテーションスタッフの役割などによって異なります。一例を挙げます。
- 小学生：教師、臨床心理士（公認心理師）、ソーシャルワーカー
- 高齢者：**介護福祉士、ケアマネジャー、社会福祉士**
- 痛みのある人、スポーツ関連患者：柔道整復師、鍼灸師、あん摩マッサージ指圧師、スポーツトレーナー

4章
授業前に身につけたい基礎知識

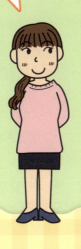

学生生活は、高校生時代と
変わらない気分で
過ごしてしまいそうです。
専門職をめざす者として
ふだんから心がけることは
何でしょうか。

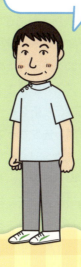

専門職となった将来の姿を
思い浮かべるのもよいかも
しれないね。
そのためには今から、
社会人の視線をもって
毎日の生活を大事に過ごして
いかなければならないよ。

ポイント　学生生活に必要な心がまえを知るために、礼儀作法や周囲とのかかわり方を学習します。

1 学生生活における心がまえとマナー

◆ 学生生活に必要な心がまえとは？

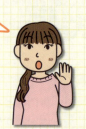

いよいよ学生生活が
始まります。
どんなことに気をつけて
学んでいけば
いいでしょうか？

かおり

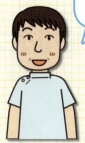

知識や技術はもちろんだけど、
先生や友だちなど、
まわりの人たちとの
コミュニケーションも重要だね。

仁徳先生

何を、どう学ぶの？

●リハビリテーション関連医療職に求められているもの

　高齢化が急速に進み、人々を悩ませている病気の種類など（疾病構造）が変化して、リハビリテーションを必要とする人もますます増えてきています。そのため、リハビリテーション関連医療職には、さまざまなニーズに対応できる幅広い知識と技術が求められます。そのような幅広い知識と技術をもったリハビリテーション関連医療職になるためには、より高い志をもって学ぶことが大切です。

　また、リハビリテーション関連医療職は、世の中にあふれている情報の中から正しいものを選び、発信していかなければなりません。正しい情報を人に伝えるためには、思いやりやいたわりの気持ちをもって、まわりの人と接する姿勢が大切です。

　そして、生命の大切さや生活することの大切さを深く理解し、患者さんや障害をもった人の抱えるさまざまな問題について、柔軟に対応できる能力を身につける必要があります。

●知識や技術以外に身につけるべきもの

　入学後、学校で知識や技術を教わりますが、これらを習得すれば、すぐにすばらしいリハビリテーション関連医療職になれるわけではありません。リハビリテーション関連医療職となり、まわりの人と気持ちよく仕事を進めていくためには、思いやりの気持ちをもち、円滑なコミュニケーションを図ることがとても大切になります。

memo

日本の昭和25（1950）年の高齢化率（総人口に占める65歳以上人口の割合）は5％に満たなかったのですが、昭和45（1970）年に7％を超え、平成6（1994）年には14％を超えました。その後も上昇が続き、平成28（2016）年の高齢化率は27.3％となりました。

コミュニケーションを図るための第一歩として、学生生活の中で日ごろから礼儀作法などのマナーを身につけるようにしましょう。

礼儀作法はどうして必要なの？

礼儀作法は、さまざまな人が気持ちよく社会生活を送るための潤滑油の働きをしています。礼とは周囲の人への心づかいであり、その奥底には、思いやりやいたわりの真心があります。「礼儀が人を作る（manners make the man）」という言葉があるように、きちんとした言葉づかい、丁寧で敬意を込めた行動が、その人の性格や能力を作り上げます。

礼儀作法の基本にはさまざまなものがあります。それらを身につければ、よりよい人間関係を築くことができるはずです。

● 笑顔・大きな声が基本

教室や廊下で友だちに会ったときは、笑顔で「おはよう」、「こんにちは」、「お疲れ様」と大きな声で言うように心がけましょう。先生に対しては、「おはようございます」、「お疲れ様でした」などと敬語を使いましょう。

返事をするときは「うん」、「はーい」など、幼稚な表現をしてはいけません。また、「無言」では、わかったのか、わかっていないのかが相手に伝わりません。「わかりました」、「わからないので、もう一度お願いします」などと、しっかりと意志表示をするように努めましょう（図4-1）。

● 目上の人には敬語を使う

先生や先輩、学校関係者、病院の職員など、自分より目上の人に対す

礼儀作法の基本
① 挨拶や返事はきちんとする。
② 目上の人に対しては言葉づかいに気をつける。
③ お礼やお詫びの気持ちを言葉で表現する。
④ 相手の話を丁寧に聞く。
⑤ 礼儀を重んじる。
⑥ 約束事は守る。

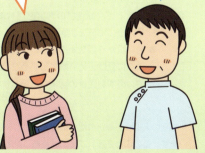

挨拶から会話が始まることがあります。積極的に挨拶をして、コミュニケーションを図りましょう。

挨拶をするとき
「おはようございます」「こんにちは」
● 目が合わなくとも、先に挨拶をしましょう。会釈を添えると好印象です。

返事をするとき
「わかりました」「もう一度お願いします」
● わかったか、わからなかったかを相手に伝えましょう。

目上の人が先に帰るとき
「お疲れ様でした」
● 目上の人には「ご苦労様」は使いません。

図4-1 挨拶のポイント

る言葉づかいには、気をつける必要があります。友だちや家族と話すような、いわゆる「ため口」で目上の人と話すのは、とても恥ずかしいことです。敬語には、目上の人に使う**尊敬語**、自分に対して使う**謙譲語**があります（表4-1）。

尊敬語
相手や相手の動作、状態などを高めて表現するときに用いる言葉。

謙譲語
自分や自分の動作、状態などをへりくだって表現し、結果として相手を敬うために用いる言葉。

表4-1 敬語の例

普通の言い方	尊敬語	謙譲語
見る	ご覧になる	拝見する
言う	おっしゃる	申し上げる
行く	いらっしゃる	うかがう／参る
来る	いらっしゃる／おいでになる	参る
食べる	召し上がる	いただく／頂戴する
する	なさる	いたす

● **お礼やお詫びの気持ちを表現する**

　最近、お礼やお詫びを言わない学生が増えています。人にお世話になったり、教わったりしたときには、「ありがとうございました」と言いましょう。また、間違ったり迷惑をかけたりしたときには、「すみませんでした」など、誠意ある言葉と態度で接することが大切です（図4-2）。

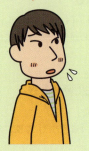
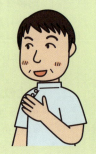

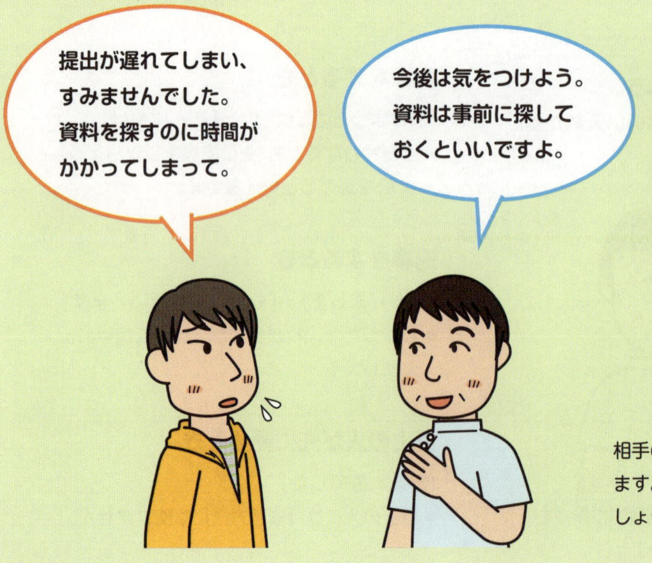

提出が遅れてしまい、すみませんでした。資料を探すのに時間がかかってしまって。

今後は気をつけよう。資料は事前に探しておくといいですよ。

お詫びの言葉
「すみませんでした」
「申し訳ありません」
「失礼いたしました」
● 頭を下げ、お詫びの言葉を述べましょう。その後に事情を説明します。
● 言い訳から話を始めると、反省していないように受け止められてしまうことがあるので、必ずお詫びの言葉から伝えましょう。

相手の人は、あなたのために時間と労力を費やしています。このことを忘れずに、誠意ある対応を心がけましょう。

図4-2 お詫びの例

周囲との上手なかかわり方は？

●遅刻・欠席の連絡

社会人が無断で遅刻・欠席すると、周囲に心配をかけるだけでなく、勤務体制を緊急に調整する必要がでてきて、迷惑をかけることになります。例えば担当している患者さんやほかのスタッフに迷惑がかかります。

体調不良、交通機関の乱れ、事故など、やむを得ない理由で遅刻・欠席するときは、担当の先生と実習先の指導者に事前に連絡しましょう。

●笑顔でコミュニケーション

リハビリテーションを行う相手は病気の人や障害をもっている人で、子どもから高齢者までさまざまな人がいます。相手がどのような人でも、リハビリテーション関連医療職が、明るくさわやかな笑顔で接して、相手の話に耳を傾けることで、信頼関係が生まれます。

笑顔は、コミュニケーションの第一歩です。日ごろから自然な笑顔で人と接するように心がけましょう。

●積極的に行動する

リハビリテーション関連医療職は、職場でリーダーシップを発揮しなければなりません。また、患者さんや利用者のリハビリテーションを行うための知識と技術を常に向上させる必要があり、積極的な行動が求められています。学生であっても、時事情報に関心をもち、自分から積極的に行動することが必要です。

●個人情報保護と情報リテラシー

パソコンやスマートフォンなどを利用して、インターネット上に学校のことや先生・友だちのことなどを書き込む場合には、細心の注意を払わなくてはなりません。

最近では、「Facebook」、「LINE」、「Twitter」などのSNS（social networking service）を利用して不用意に情報を公開したことが原因で、大きなトラブルに発展する例が急増しています。

軽い気持ちで書いた文章が相手を傷つけたり、まわりに迷惑をかけてしまったりすることも少なくありません。インターネット上に発信した情報は、不特定多数の人の目に触れることになるので、書き込んでよいことと悪いことを正しく判断し、情報管理を徹底するようにしましょう。

また、病院実習中に知り得た情報（患者さんの個人情報など）については、秘密を守り、その患者さんに直接かかわる職員以外に話してはいけません（守秘義務の遵守）。メモなどを取った場合には、その取り扱いに十分に注意し、紛失などしないようにしましょう。また、実習中に知り得た情報をSNSで流さないように十分注意しましょう。

4章 授業前に身につけたい基礎知識

❶ 学生生活における心がまえとマナー

5章
人間の身体を見てみよう

リハビリテーションのことを、はりきって勉強するぞ。
でも、自分の身体のことさえよくわからないな。
何から学んだらよいのでしょうか。

そうだね。
リハビリテーションにとって大切なのは、身体を動かすことなんだ。身体を動かすとき、特に意識していないことが多いよね。
まず、身体がどのように動いているか確認しよう。

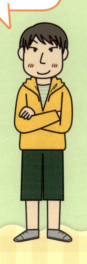
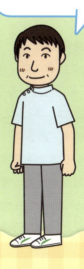

ポイント　リハビリテーション医療の勉強は、身体のしくみを知ることから始まります。また、リハビリテーション医療には身体の動きが重要なので、身体の動きに焦点をあてて学習します。

1 人間が動くためのしくみ

◆ 身体は、どういうしくみで動いているの？

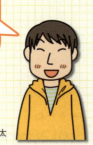
リハビリテーションについて学んでいるうちに、身体のしくみについてもっと知りたいと思うようになりました。

翔太

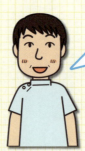
すばらしいね！
それじゃあ、まず、身体が動くためのメカニズムを一緒に学んでいこう！
リハビリテーションでは大切だからね。

仁徳先生

筋肉や骨の働きは？

最初に、動くことの基本である筋肉や骨（筋骨格系）について説明します。

●関節の役割

動くためには、骨と骨がつながった部分（関節）が曲がったり（屈曲）、伸びたり（伸展）することが必要です。

関節は、骨と骨が、**靱帯**とその内側の**関節包**によってつながってできています（図5-1）。関節包の中は、**関節液（滑液）**という液体で満たされています。関節包の中の骨の先端（骨端）には、厚さ1～4mmの軟骨組織があって、骨同士がぶつかるのを和らげるクッションの役割をもっています。この軟骨組織には、血管やリンパ管、神経組織はありません。

軟骨組織があることで、関節はなめらかに動くことができます。このような関節（可動関節）には、骨端

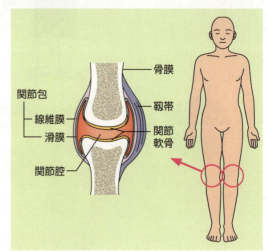

図5-1 関節の構造

靱帯
束のような組織で、関節を作る2つの骨をつないで、関節を安定させている。

関節包
関節を作る2つの骨をつなぐ膜。線維膜と滑膜からなる。

関節液（滑液）
粘り気のある液体。潤滑剤のような働きをする。

memo
2つのものが接触しているとき、その2つの面の間に発生する抵抗を摩擦と言います。軟骨組織の摩擦は、氷とその上をなめらかにすべるスケート靴との間に生じる摩擦より、はるかに小さいと言われています。

44

の形や重なり具合によって、屈曲と伸展だけではなく、いろいろな動きができる種類があります。どの関節がどのような動きができるのかを知るのは、リハビリテーション関連医療職になるために必要なことです。

● 腱の役割

　人間は、もちろん関節があるだけでは動くことはできません。身体を動かすには、筋肉が必要です。関節のまわりには筋肉があり、筋肉と骨は腱でつながっています。腱は、筋肉が収縮する力を効率よく伝えます。

　例えば、指を動かしてみましょう。指が曲がったり、伸びたりするのは、筋肉が収縮する力が、腱によって伝わったからです。よく注意して腕を見ると、指を曲げたとき、肘から手首（手関節）の部分（前腕）の筋肉が動いていることがわかります。

　つまり、指を曲げたり伸ばしたりするときの筋肉は、手や指の中にだけあるのではなく、前腕にもあるのです。そこから長い腱が出て指まで届いているのです。効率よく力が伝わるように、腱のまわりを鞘が取り囲んでいて（腱鞘）、そのトンネルの中を腱が通って力を伝えています（図5-2）。

　ちなみに、手や指を使いすぎて、この鞘の部分が腫れたり、痛みが出たりして、関節が動かしにくくなったのが腱鞘炎という病気です。

　筋肉には、**随意筋**と**不随意筋**があります。手足を動かす筋肉は随意筋で、顕微鏡で見ると筋があるように見えるので、横紋筋とも呼ばれています。

随意筋
自分の意志で動かすことができる筋肉。

不随意筋
自分の意志では動かすことができない筋肉。その多くは平滑筋（内臓の筋肉）。

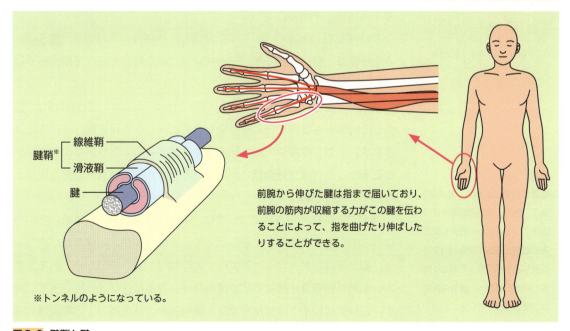

腱鞘 ─ 線維鞘
　　　 ─ 滑液鞘
腱

※トンネルのようになっている。

前腕から伸びた腱は指まで届いており、前腕の筋肉が収縮する力がこの腱を伝わることによって、指を曲げたり伸ばしたりすることができる。

図5-2　腱鞘と腱

5章　人間の身体を見てみよう

❶人間が動くためのしくみ　45

◆ 筋肉を収縮させるしくみは、どうなっているの？

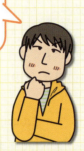
骨が2つ連なって関節ができ、筋肉が腱で骨につくと、身体を動かすことができるということですか？

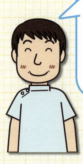
確かに、筋肉が収縮すれば動くはずだね。でも、手や足が勝手に動いてしまってはダメだよね。正しい動きをするためには、筋肉をコントロールするしくみが必要なんだ。それが神経だよ。

神経系の働きは？

●筋肉の収縮・弛緩をコントロールする

　筋肉が収縮するだけでは関節はうまく動きません。関節を曲げるときは曲げる筋肉を収縮し、伸ばす筋肉は緩めます（弛緩）。関節を伸ばすときには、その逆に、緩んだ筋肉が収縮し、収縮した筋肉が緩みます。このような筋肉の収縮・弛緩をコントロールしているのが神経系なのです。

●中枢神経と末梢神経

　神経系には、大きく分けて中枢神経と末梢神経があります（図5-3）。中枢神経は、脳と脊髄です。末梢神経は、脳や脊髄から出る脳神経や自律神経、体性神経などです。

　神経は、さらに運動神経と感覚神経に分けられます。運動神経は、脳からの命令を各筋肉に伝える役割をしており、手や足を動かすときに働きます。また、皮膚や内臓、筋肉には、外からの刺激や身体の動きを感じ取るところ（**感覚受容器**）があり、それらからの刺激は感覚神経によって脳に伝えられます。

　手足の先のほう（末梢部分）では、末梢神経は細く、身体のいろいろなところ（別々の組織）に散らばっているのですが、中枢神経に近づくと、細い神経がだんだんと集まって太くなります。そのため、ある程度太い末梢神経では、感覚神経や運動神経、自律神経が入り混じっています。これに対して、中枢神経では、運動神経、感覚神経、自律神経の通り道は分かれています。

---

memo
嗅神経と視神経を中枢神経に含める考え方もあります。

感覚受容器
感覚受容器によって、皮膚は、痛み、熱さ、冷たさなどを感じ取っている。また、筋肉や関節内の感覚受容器は身体の向きや位置などを感じ取っている。内臓の感覚受容器は、臓器の異常などを感じ取っている。

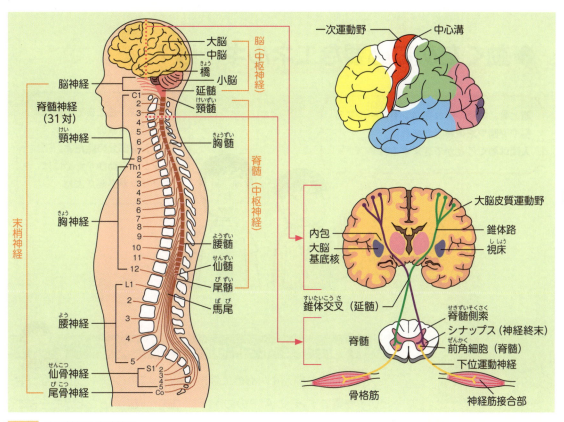

図 5-3 中枢神経と末梢神経

　運動神経は、大脳の中心溝という溝の前にある部分（一次運動野）から出て、**大脳基底核**の内包を通り、**延髄**で交差して脊髄を通過する……というように、左右１本ずつの道（**錐体路**）を作っています（**図 5-3**）。

　この錐体路を走っている運動神経を、上位運動神経と言います。この神経は、脊髄に入って決まった高さ（髄節）になると、**シナップス**（神経終末）を介して末梢神経にバトンタッチし、下位運動神経となり、筋肉までつながるのです。

　脳がある運動をしなさいと命令すると、その命令の刺激が脊髄のある高さまで錐体路の上位運動神経を伝わって、シナップスを介して下位運動神経を刺激し、末梢神経と筋肉のつながっている部分にたどり着きます（神経筋接合部）。そこまで刺激が伝わると、神経末端部分から、神経伝達物質の一種であるアセチルコリンという物質が分泌され、筋肉側のアセチルコリン受容体に結びつき、筋肉の収縮が始まります。

　実際には、これだけでは筋肉の動きはぎこちなくなってしまいます。脳の中のさまざまな神経が総合的に補い合って（**錐体外路**、**小脳**など）、なめらかで無駄がなく、協調性のある動きにしたり、誤った動きを修正し、目的に合った動きにしたりして、コントロールしているのです。

大脳基底核
神経細胞の集まり（神経核）が何種類も存在している部分。運動調節、感情など、さまざまな機能を担っている。

延髄
脳の最下部にあり、呼吸など、生命維持に不可欠な機能を担う。

錐体路
延髄の一部分である錐体を通る運動神経の道すじのこと。

シナップス
神経細胞からは信号を伝える突起（軸索）が出ており、その先端部分。

錐体外路
錐体路以外の、運動の指令を伝える道すじ。

小脳
後頭部の下側にあり、主に知覚と運動機能の統合を行うところ。

◆動くために必要なエネルギーは？

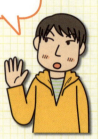

筋と骨、関節、それをコントロールする
脳や脊髄や末梢神経があれば、
人間は動くことができますよね？

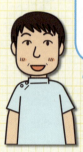

いやいや、ここまでの話は
いわば自動車の
エンジン部分の話だよ。
エンジンを動かすためには
ガソリンが必要だよね。

人間を動かすエネルギーは？

　人間の筋肉を動かすためのエネルギーは、ATP（アデノシン三リン酸）という物質です。このATPのおかげで、筋肉が収縮することができます。この物質は、私たちが毎日食べている食物から得られます。

胃や腸など（消化器系）の働きは？

　食べたものは口の中で、歯で噛み砕かれ、舌でこねられ、唾液と混ぜられて、食物の塊（食塊）になります。この運動を咀嚼と言います。適度の大きさと軟らかさになった食塊は、のどの奥に送り込まれ、自動的に飲み込まれます。これを嚥下と言います（6章5節p.97参照）。

　嚥下された食塊は、食道を通過し、胃に運ばれます。このとき、食道では蠕動運動という運動が起こり、口から胃のほうへ食塊を送り込みます。逆立ちしてものを食べても（本当にやらないでくださいね）、食塊は胃に送り込まれます。

　胃や十二指腸、小腸に送り込まれた食物は、消化を促すさまざまな物質（消化酵素）と混じり合い、分解されて、吸収しやすい分子にまで分解されます。炭水化物はグルコース（ブドウ糖）など、たんぱく質はアミノ酸など、脂肪は脂肪酸などの栄養素に分解され、主に小腸で吸収されます。小腸で吸収されたさまざまな栄養素は、毛細血管の中に入り込み、血液の中に溶け込みます（図5-4）。

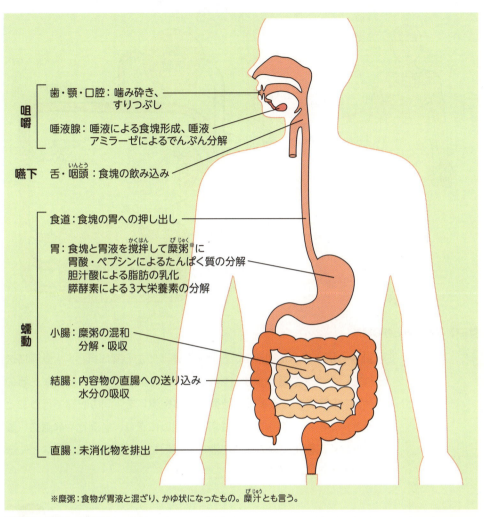

図5-4 消化器系の働き

血液循環や呼吸はどうなっているの？

血液の中に溶け込んだ栄養素は、血管を通って必要なところに届けられます。この血液の流れを作っているのが、胸の中央にある心臓です。心臓は筋肉の塊で、ポンプの役割をしており、収縮することによって心臓内の血液を送り出します。人の心臓は、4つの部屋に分かれており、それぞれ、右心房・右心室・左心房・左心室と呼ばれています（図5-5）。身体中を巡った血液は、大静脈から右心房に入り、右心室に行き、肺動脈を通って肺に届きます（肺循環）。

肺に入った血液（静脈血）は、肺胞という部分で、肺胞内の酸素を血液中の赤血球のヘモグロビンに取り込むと同時に、血漿の中に溶け込んだ二酸化炭素を肺胞の中に出します。そして、酸素が十分にあり、二酸化炭素の少ない血液（動脈血）になります。

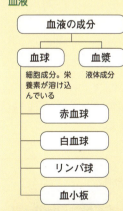

血液

血液の成分
├ 血球　細胞成分。栄養素が溶け込んでいる
│　├ 赤血球
│　├ 白血球
│　├ リンパ球
│　└ 血小板
└ 血漿　液体成分

血液を放置すると自然に固まる（血液凝固）。凝固した血液中には、黄色い液体成分（血清）と固形成分（血餅）が見られる。血餅は血球と血漿成分の一部からなる。

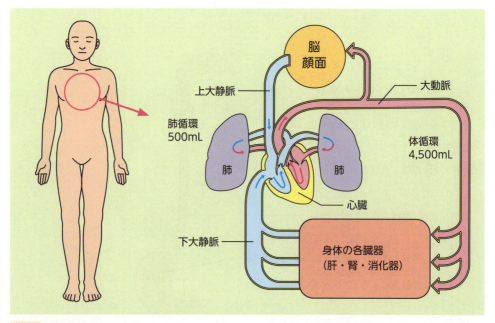

図5-5 循環器系と呼吸器系

　肺から戻ってきた血液は、左心房を通って左心室に行き、大動脈に送られて、全身を循環します（体循環）。このように4つの部屋があるので、2つの経路を通る循環（肺循環と体循環）を1回の収縮で行うことができ、効率よく動脈血や栄養素を各組織に送り、老廃物や静脈血（酸素が少なく二酸化炭素の多い血液）を回収し、肝臓や腎臓、肺などに送って排泄することができます。

エネルギーのもとであるATPはどう作られる？

　血流によって運ばれてきたグルコースは、身体の一つひとつの細胞内に取り込まれ、さまざまな酵素（脱炭酸酵素・脱水素酵素など）によって、ピルビン酸という物質になり、**ミトコンドリア**の中に入ります。そして、水素や二酸化炭素（CO_2）を発生させながら、さまざまな物質に変化していきます（クエン酸回路、**図5-6**）。

　このときにできた二酸化炭素は血液中に溶け込み、血流によって肺に送られ、肺から呼吸で体外に出されます。

　また、水素（水素イオン、H^+）は、ミトコンドリアの内膜の外側に送り出され、これにより、内膜の内側と外側に濃度差が生まれます。このとき、水素イオンが元に戻ろうとする力を利用して、ADP（アデノシン二リン酸）をATPに変え、エネルギーはミトコンドリアに蓄えられます。ATPを作る際に利用された水素イオンは、肺で取り込まれた酸素（O_2）と結びついて水になります。この水は代謝水と呼ばれ、体内で利用され

ミトコンドリア
細胞内に多く存在する、二重膜の細胞内構造物。エネルギーを作っている。

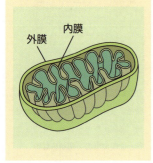

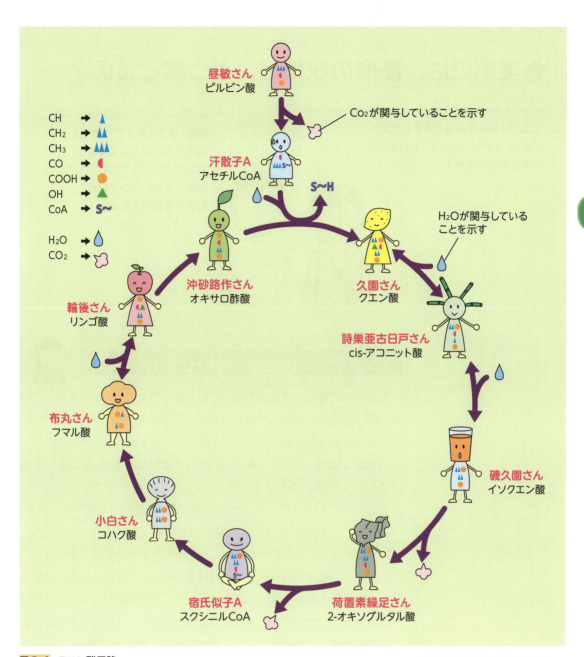

図5-6 クエン酸回路

ます。筋肉を動かすエネルギーのATPは、このようにして作られるのです。

◆ 実際には、筋肉の収縮は、どう起こるの？

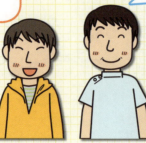

> これでエネルギーもできました。
> 筋肉は、どのようにATPを利用して、収縮するのですか？

> 実は、ATPがどう作用して、筋肉がどのように収縮するのか、詳しくはわかっていないんだ。おおよそのわかっているところを説明するよ。

ATPはどうやって筋肉を収縮させるの？

　ここまで説明してきたように、筋肉が収縮するのは、筋肉を作っている細胞（筋線維）が収縮するためです。筋線維をもっと細かく見ると、アクチンとミオシンというたんぱく質になります。

　ミオシンには、ミオシン頭部という丸い部分があって、アクチンと結びつくと、この部分が動いてアクチンを引き寄せます（スライディング）。こうして、アクチンはミオシンの間に滑り込み、筋肉の収縮が起きます。

　ただし、いつも収縮していては困りますから、何もしていないときは、トロポミオシンという物質が間に入って、結合するのを防いでいます。

　ところが、脳からの命令が末梢神経を伝わって、神経と筋肉が結びつくところ（神経筋接合部）に届くと、シナップスからアセチルコリンが分泌されます。アセチルコリンは、筋肉の細胞のアセチルコリン受容体に結びつきます。これによって、筋肉の細胞に電気的な興奮（脱分極）が起こり、その興奮によって、**筋小胞体**からカルシウムイオン（Ca^{2+}）が出てきます。このカルシウムイオンがトロポニンという物質の一部と結合すると、間に入っていたトロポミオシンが移動し、ミオシン頭部とアクチンが結合するようになるのです。ミオシン頭部にはATPを分解する酵素が入っており、ATPがADPとリン酸に分解されるときに生まれるエネルギーによって頭部が揺れ、アクチンが引き寄せられて筋肉が収縮すると言われています。

　このように、私たちが無意識のうちに、身体の内部でいろいろなことが起こって身体を動かすことができるわけです（図5-7）。

筋小胞体
筋肉の細胞内にある小器官。カルシウムイオンの蓄積を担っている。

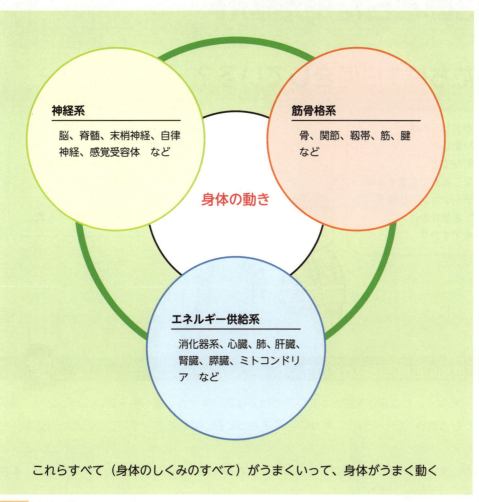

図5-7 身体の動きのイメージ

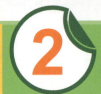

2 活動と日常生活動作

◆ 私たちは1日何をしている？

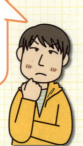
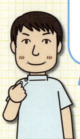

身体を動かすしくみはよくわかりました。手や足を動かすと、いろいろなことができますよね。リハビリテーションの仕事をするうえで重要なのは、どんな動きですか？

「すべて」です。リハビリテーションの専門職は、身体の動きを使って人間が何ができるかを、よく知っておく必要があるんだ。

身体の動きは何のために行われるの？

　私たちは目的もなく、ただ身体を動かしているわけではありません。食べ物を買いに行ったり、掃除をしたり、友だちと遊びに行ったりと、何かの目的をもって動いているのです。このことを「活動」と言います。
　私たちがなぜ活動しているかといえば、究極的には生きるためです。生きるための活動こそが、まさに「生活」です。ここでは、この「生活」について考えてみましょう。

身体を動かすことで、できることとは？

　手足の動きを使うと、歩いたり、字を書いたり、ものを投げたりといったいろいろなことができますが、「何ができるの？」と聞かれたときに、すぐに答えが出てこないかもしれません。なぜかと言うと、私たちは、たいていのことは意識しなくてもできてしまうからです。
　リハビリテーション関連医療職は、何かをしたくても、うまく身体を動かすことができない人たち（患者さん、障害のある人）と接していく職業です。そのため、身体を動かすことで何ができるのかを知っていなくてはいけません。
　すべてを知ることが理想的ですが、それはなかなか大変です。朝、目を覚ましたら、何をして1日を過ごすか、自分自身が1日にしていることを意識しながら生活してみましょう。このことを心がけながら生活すると、人間は何ができるのかが、少しずつわかってきます。一つひとつの動作に関心をもちながら生活することが大切なのです。

54

◆朝、目を覚ましたら何をする？

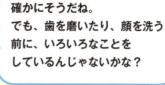

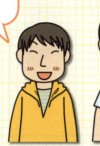

私たちは1日何をしているのか？

●日常生活動作

「朝、目を覚ましたら何をしていますか？」と聞かれた場合、「歯を磨く、顔を洗う」と答える人が多いかもしれません。でも、もう一度よく思い出してみてください。朝、目を覚ましてすぐに顔を洗ったり、歯を磨いたりすることができるでしょうか？

顔を洗ったり歯を磨いたりする動作を行うためには、洗面所に行く必要があります。洗面所に行く前にも、多くのほかの動作を行っているのです。思い出してみてください。朝、目を覚ましたらベッドに横になっているはずです。洗面所に行くためには、ベッドから身体を起こす必要があります（起き上がり）。厳密には、その前に、身体を起こすのにちょうどよい位置に身体の向きを変えます（寝返り）。そのあと、座って（座位保持）、立ち上がって（起立）、そして立っていること（立位保持）ができて、歩いて（歩行）、洗面所に行くはずです。

「そんなの当たり前だ」と思う人がいるかもしれません。確かにこれらは当たり前のことです。当たり前すぎて意識せずに行っているので、忘れてしまっているのです。こうした動作のことを、基本（的）動作と呼んでいます。私たちが生まれてから、赤ちゃんのときに約1年をかけて獲得してきた動作です。この動作を、私たちは毎日毎日繰り返していたわけです。

洗面所で顔を洗って、歯を磨いたら（整容動作）、朝ごはんを食べます（食事動作）。シャワーや朝風呂に入る人もいるでしょうか（入浴動作）。トイレに駆け込む人もいるかもしれません（排泄動作）。パジャマから部屋着や外出着に着替える人もいるかもしれません（更衣動作）。これらの動作と、先ほどの基本動作を含めて、日常生活動作（ADL）または基本的日常生活動作（BADL）と呼んでいます。

●日常生活関連動作

日常生活動作のほかにも、私たちにできることはいろいろとあります。食事も、食べるだけではなく、支度もしますよね。さらに、洗濯や掃除をしたり、庭の手入れ、草むしり、買い物などもできます。

これらの動作は、先ほどのADLとは少し違います。ADLの動作は、自分自身が行う、あるいは行ってもらう動作で、ほかの人に代わってもらうわけにはいきません。「ご飯が食べたいんだけど、足が痛くて食堂に行けないから、僕の代わりにご飯を食べてきて」、「私の代わりに服を着替えて」、「僕の代わりにトイレに行ってきて」……、すべて成り立ちませんよね。

　これに対して、「僕の代わりに買い物に行ってきて」、「私の代わりに食事の支度をして」……、といったことは、成立します。すなわち、誰かほかの人に代わってもらえる動作を日常生活関連動作（APDL）、または目的的日常生活動作（IADL）と呼び、通常のADLとは区別しています。

　ADLは、普遍的に誰もが行っている動作であり、生活の基本として重要なもので、リハビリテーション医療の中ではこの動作ができるかどうか評価をしたり（**表5-1**）、再獲得するためのアプローチを行ったりしています。

表5-1　バーセルインデックス（Barthel Index：機能的評価）

	点数	質問内容	得点
1 食事動作	10 5 0	自立、自助具などの装着可、標準的時間内に食べ終える 部分介助（例えば、おかずを切って細かくしてもらう） 全介助	
2 車いすから 　ベッドへの移動	15 10 5 0	自立、ブレーキ、フットレストの操作も含む（非行自立も含む） 軽度の部分介助または監視を要する 座ることは可能であるがほぼ全介助 全介助または不可能	
3 整容動作	5 0	自立（洗面、整髪、歯磨き、ひげ剃り） 部分介助または不可能	
4 排泄動作	10 5 0	自立（衣服の操作、後始末を含む、ポータブル便器などを使用している場合はその洗浄も含む） 部分介助、身体を支える、衣服、後始末に介助を要する 全介助または不可能	
5 入浴動作	5 0	自立 部分介助または不可能	
6 歩行	15 10 5 0	45m以上の歩行、補装具（車いす、歩行器は除く）の使用の有無は問わず 45m以上の介助歩行、歩行器の使用を含む 歩行不能の場合、車いすにて45m以上の操作可能 上記以外	
7 階段昇降	10 5 0	自立、手すりなどの使用の有無は問わない 介助または監視を要する 不能	
8 着替え	10 5 0	自立、靴、ファスナー、装具の着脱を含む 部分介助、標準的な時間内、半分以上は自分で行える 上記以外	
9 排便コントロール	10 5 0	失禁なし、浣腸、坐薬の取り扱いも可能 ときに失禁あり、浣腸、坐薬の取り扱いに介助を要する者も含む 上記以外	
10 排尿コントロール	10 5 0	失禁なし、収尿器の取り扱いも可能 ときに失禁あり、収尿器の取り扱いに介助を要する者も含む 上記以外	

6章
身近なリハビリテーション

リハビリテーションは実際に、どのような病気に対して行われるのですか？

障害をもたらすすべての病気、すべての外傷がリハビリテーションの対象になるんだよ。

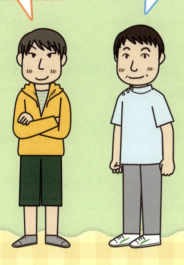

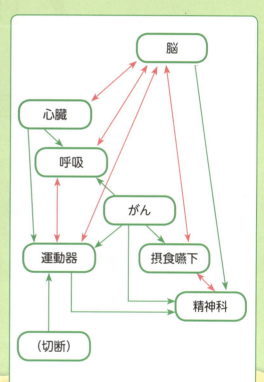

ポイント

　リハビリテーションは、動作や活動、考えたり判断したりする力、コミュニケーションなどに障害をもった人たちに対するもので、その障害の部分を少しでもよくして、今までの生活に戻すことが目標です。本章では、さまざまな病気・外傷に対するリハビリテーションを9つに分類し、リハビリテーション医療の実際を学習します。

リハビリテーションにとって重要な位置を占めるが、成長に伴う障害も対象にするため、成人とは異なる。リハビリテーションに関連する障害には、中枢神経、筋肉、遺伝性・染色体異常などによるものがある。

1 脳血管疾患のリハビリテーション

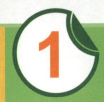

◆脳卒中ってどういう病気？

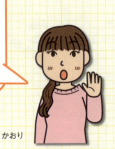

先生、私の祖父が脳卒中になってしまいました。脳卒中ってどういう病気なのですか？

かおり

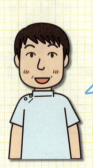

今、おじいさんは入院中？ 心配だね。脳卒中にもいろいろなタイプがあるけど、おじいさんは、どのタイプかな。

仁徳先生

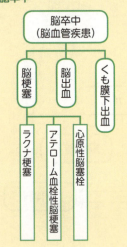

脳卒中
- 脳卒中（脳血管疾患）
  - 脳梗塞
    - ラクナ梗塞
    - アテローム血栓性脳梗塞
    - 心原性脳塞栓
  - 脳出血
  - くも膜下出血

麻痺
神経や筋肉が障害されることによって、身体の一部の運動機能が失われたり、低下したりすること。

梗塞
ふさがって通じないこと。起こる場所によって、脳なら脳梗塞、心臓なら心筋梗塞、肺なら肺梗塞塞という。

脳卒中にはどんなタイプがあるの？

「卒」には「急に、突然」という意味があり、「中」には「あたる」という意味があります。また、半身**麻痺**（片麻痺）は、「中風、中気」と呼ばれることがあり、昔の中国では悪い"風"や"気"が"中って"麻痺になると考えられていました。つまり、「脳に突然悪い病気があたって半身が麻痺してしまう」ことが**脳卒中**なのです（医学的には脳血管疾患と言います）。

脳卒中は、脳梗塞、脳出血、くも膜下出血の3つに分けられます（図6-1）。

●**脳梗塞**

脳を含め、身体の組織には血液が酸素や栄養素を運んでいます。**梗塞**とは、血管が詰まってそこから先に血液が流れなくなるために、酸素や栄養素が十分に行き届かず、細胞が死んでしまう現象を示します。このように、身体の一部が死んでしまうことを**壊死**と言います。

現代医学では、脳梗塞で一度死んでしまった脳細胞は生き返らないとされています。そのため、死んだ脳細胞がしていた仕事は停止して、運動や感覚が麻痺してしまうのです。

脳梗塞は、図6-1のように、詰まる血管の太さや詰まり方によって3つのタイプに分けられます。症状や程度は、障害を受けた脳の場所と範囲で違ってきます。

●**脳出血**

何の前触れもなく、突然、脳内の血管が破裂して脳の中に出血するの

が脳出血です（図6-1）。主な原因は、高血圧です。

脳出血を起こすと血の塊（血腫）ができ、周囲の脳細胞が障害を受けます。さらに、脳細胞が圧迫されることによって、さまざまな働きが妨害されます。出血場所によりますが、症状の多くは半身の手足の麻痺です。

●くも膜下出血

脳は、内側から軟膜、くも膜、硬膜の3つの膜でおおわれ、その上を頭蓋骨が保護しています。図6-1のように、脳の表面の血管が破れ、くも膜と軟膜の間（くも膜下腔）に出血するのがくも膜下出血です。

原因のほとんどは、脳の動脈にできたこぶ（脳動脈瘤）の破裂で、破裂するとき、バットで殴られたような強烈な痛みを感じます。再出血を起こしやすいので、再び破裂しないよう、早めの処置が必要です。

脳卒中で介護が必要になるの？

昭和26（1951）年から昭和55（1980）年までの30年間ほど、脳卒中は日本人の死因第1位でした。医学の進歩によって発症しても助かるようになりましたが、障害をもって生活する人が増え、介護が必要になる原因の第1位となっています。

塩味が好きで、高血圧症の人が多い日本では、脳卒中が社会の問題となる病気（国民病）であることに変わりないでしょう。

> **血腫**
> 血管の外で血液が固まりふくれた状態になった塊のこと。

> **memo**
> 現在、脳卒中は日本人の死因の4位になっています。介護が必要になる原因で最も多いのが脳卒中。ほかには認知症、高齢による衰弱、関節疾患、骨折・転倒が主な原因。

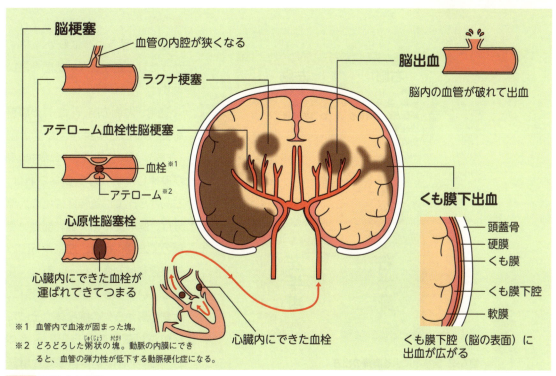

図6-1 脳卒中の分類

◆脳卒中が起こると、身体はどうなるの？

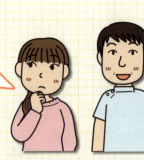

脳卒中が起こると、身体はどうなってしまうのですか？祖父は右の手足が動かないのですが。

意識障害、麻痺、言語障害など、いろいろな症状が起きるよ。おじいさんの右の手足に起きた麻痺は、代表的な症状の一つなんだ。

脳卒中ではどんな症状が起こる？

脳卒中の主な症状には、次のようなものがあります。

●意識障害

損傷を受けた脳の場所と大きさにより、重い意識障害を起こすこともあります。最も重いのが、刺激にもまったく反応しない昏睡という状態です。

●麻痺

筋肉を思うように動かしにくかったり、動かせない状態を言います。

通常、右側の脳（右脳）が障害を受けると左半身が、左側の脳（左脳）が障害を受ければ右半身が麻痺します（図6-2）。これは、右脳から出ている神経線維の大部分は、脳の奥にある脳幹部という部分で左側へ行き、左脳から出る神経線維は右側へ行くように、交差しているからです。このように、片側の肩から先の腕全体（上肢）、足の付け根関節から先の足全体（下肢）が麻痺する状態を片麻痺

右脳
・感情
・音楽、芸術
・顔などを認識する
・想像する
・創造する

左脳
・話す、読む、書く
・計算する
・論理的に考える

→ 右半身
→ 左半身

図6-2 脳卒中による麻痺の出方

60

と言います。

脳卒中の麻痺では、筋肉が突っ張って手足が動かしにくかったり勝手に縮む状態（痙縮）、曲げ伸ばししようとすると、つられて他の関節も曲げ伸ばしされる状態（共同運動）が見られます（図6-3）。

また、感覚がにぶくなる、しびれるといった感覚障害が起こることがあります。感覚障害が起こると、歩くとき、足に体重がかかっているかどうかがわからなくなり、つらいしびれに悩まされることもあります。

●言語障害

言葉を話したり理解することが正確にできない状態を言います。舌、頬、のどの麻痺が起こると呂律が回らなくなり、思うように話せない構音障害（p.28参照）が起こります。また、脳の言語担当の部分（言語中枢）が障害を受けると、言葉を理解したり、思ったことを話したり書いたりできなくなる失語症（p.26参照）になります。

●摂食嚥下障害（嚥下障害）

飲み込みの障害です。食事の飲み込みは、食べ物がわかって口に入れ（捕食）、細かく噛みくだき（咀嚼）、のどへ送るという、意識して行う運動と、のどぼとけが上下して無意識に送り込む嚥下反射による運動から成り立っています。これらが影響を受け、上手に飲み込めなくなります（p.99参照）。

●高次脳機能障害

記憶、思考、判断などの働き（認知機能）および行動の障害です。集中力や記憶力が落ちたり、怒りっぽくなったりすることがあり、失語症もこれに含まれます。外見ではわかりにくく、周囲から理解されにくいうえに本人も気づかない場合があり、社会生活でのトラブルの原因になります。

脳の損傷場所によって症状はさまざまです。この障害をもつ人は多いのですが、診断、リハビリテーション、生活支援などの方法が確立していません。

> **共同運動**
> 例として、肘を曲げると手首まで曲がるタイプ（上肢屈曲パターン）、膝を伸ばそうとすると足首が伸びるタイプ（下肢伸展パターン）があるが、これは麻痺がある程度回復してきたときに見られる。

> **memo**
> 「失語」とは、大脳の病気のために、以前はできていた、話すこと、書くことや言葉の理解などに障害が見られる状態。
> 「失行」は、大脳の病気のために、手足に麻痺がないのに目的に合った運動や行為が障害される状態。
> 「失認」は、視覚、聴覚、触覚などの感覚を通してあるものについての情報を受け取っても、大脳の病気のために、それが何であるか正しく認知できない状態。

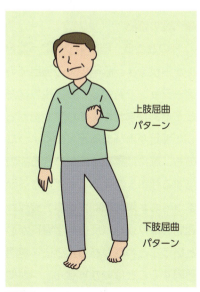

図6-3　片麻痺と共同運動

◆ 手足は動くようになるの？

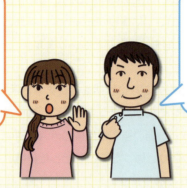

動かなくなった手や足は動くようになるのですか？祖父は、利き手がよく動かせないし、好きな散歩に出かけられません。

麻痺した手足は、リハビリテーションである程度動くようになるんだ。おじいさんも、また、散歩に出かけられるようになる可能性は大いにあると思うよ。

どんなしくみで再び動くようになるの？

● 再生医療研究

中枢神経（脳と脊髄）の細胞は、一度死んでしまうと生き返らないと考えられてきました（p.58参照）。神経細胞は再生しようとしますが、その発育を止めようとする因子が体内で作られ、また、この因子を医学の力でコントロールすることがむずかしかったからです。

しかし、**iPS細胞**の活用など、特別な再生医療研究により今までの常識が覆る時代がいつかは来るでしょう（p.68参照）。ただし、安全確実な治療法として実用化されるには、もう少し時間がかかりそうです。

● 代役の細胞

今のところ、脳卒中で起こった麻痺症状の治療は、リハビリテーションが主役です。脳卒中後の脳自体の回復は期待できないため、リハビリテーションで努力しても、残念ながら完全に元通りに回復することはほとんどありません。それでも昔から、リハビリテーションを行えば麻痺した手足が再びある程度動くようになることが知られています。というのも、脳には柔軟に変化できる能力（可塑性）があり、学習によって担当する仕事を変えることができるからです。一部の神経細胞が死んでしまっても、隣の細胞が仕事を肩代わりできるのです。これには、地道な運動の繰り返し（反復再学習）が必要となります。ただし、「**餅は餅屋**」ということわざがあるように、専門違いの仕事には限界があり、完璧に再現することはできません。いかにこの現象を効率よく進めるかについて、リハビリテーション医学の分野で研究されています（p.68参照）。

---

iPS細胞
平成18（2006）年にはじめて作られた新しい多能性幹細胞。さまざまな組織や臓器の細胞に分化することができ、再生医療に重要な役割を果たすことが期待されている。

餅は餅屋
お餅は餅屋さんのついたものが一番おいしいことから、何事も専門家に任せるのが一番よいということ。また、素人では専門家にかなわないというたとえ。

◆ いつごろからリハビリテーションを始めるの？

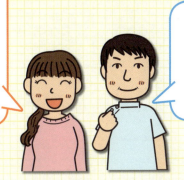

リハビリテーションは、いつごろから始めるのがいいですか。
祖父は、脳卒中を起こした直後は、いろいろと治療を受けていたようですが。

すぐにリハビリテーションを始めるのがいいと言われているよ。身体の状態に注意が必要だけど、"絶対安静"より、発症直後からのリハビリテーションが大切なんだ。

リハビリテーションの開始が遅れるとどうなる？

　20年ほど前まで、脳卒中を発症してすぐ（急性期）は安静に過ごしながら治療を受け、その後、温泉地などにあるリハビリテーションの専門病院に移ってからゆっくりリハビリテーションを開始することが一般的でした。しかし今では、安静がむしろ害であることがわかり、急性期病院でも内科的・外科的治療と並行してリハビリテーションを行うほうが、その後の機能回復によいことが医学的に証明されています。日本脳卒中学会が発表した「脳卒中治療**ガイドライン**2015」でも、急性期にリハビリテーションを行うことが強く勧められています。

　リハビリテーションの開始が遅れると、関節が硬くなったり、筋肉が縮んだり（萎縮）、安静による心肺機能の低下などの廃用症候群を起こすことになり、その後のリハビリテーションに悪影響を与えます。障害が重い場合は、急性期治療後の回復期にリハビリテーション専門病院に転院し、リハビリテーションに集中します。専門病院で在宅復帰（退院して自宅等に移ること）の準備をし、社会復帰ができたら、ゆっくりと日常生活に戻るリハビリテーション（生活期リハビリテーション）を続けることになります（図6-4）。

ガイドライン
指針。医療を提供する側と受ける側が病気の症状などに合わせて適切な医療を選択できるよう、専門学会などがまとめたもの。

6章　身近なリハビリテーション

❶ 脳血管疾患のリハビリテーション　63

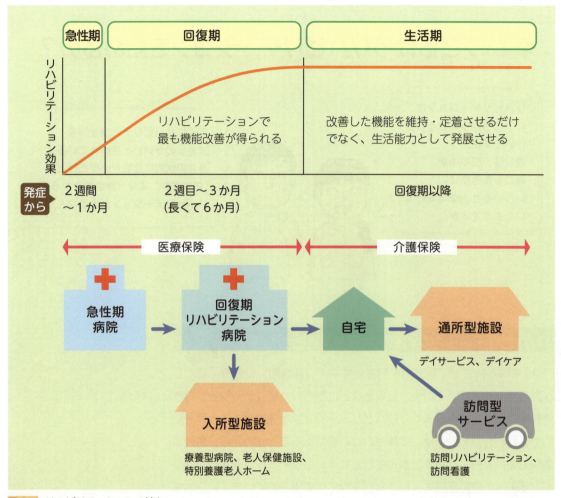

図6-4 リハビリテーションの流れ

どんなふうにリハビリテーションは行われる？

●**急性期**

　発症してすぐは、命にかかわる重い合併症を起こすかもしれない不安定な時期です。全身状態には十分注意しながら、できる限り早くベッドから離し（離床）、廃用症候群を予防します。心臓の動きの乱れ（不整脈）や血圧の変動はないか、酸素は足りているか、脳血流に問題はないかなどを観察（モニタリング）し、患者さんをベッドから起こし、関節を動かしたり筋力を鍛えたりして、積極的に体力を維持する訓練を行います。退院したら直接自宅に戻れるような軽症の場合には、**日常生活動作**（ADL；activity of daily living）の訓練を行って、社会復帰の準備をします。

●**回復期**

　発症してから2週間くらい経って、自宅に帰る見込みがない場合は、

日常生活動作
食事、着替え、排泄、移動、入浴など、いつもの生活で行う動作。

回復期リハビリテーション病棟というリハビリテーションの専門病棟（ユニット）がある病院に移って訓練を続けます。この病棟では、患者さんごとのリハビリテーション計画を医師、看護師、リハビリテーション関連医療職、**医療ソーシャルワーカー**などが共同で作り、1日最大3時間、最長で6か月間の入院訓練を行います。

　入院訓練の長さは、病気の種類や、重症度によって決まっています。また、1日で受けられる訓練の時間は最大3時間ですが、患者さんごとに、身体への負担を考えて20分ずつなどに分けて行います。

　入院することで、訓練の時間だけでなく、起きてから眠るまでの生活の中で、日常生活動作のリハビリテーションを受けることができます。また、入院を終えたら安心して家に帰れるよう、自宅の状況に合わせて必要な訓練を行う取り組みもされています。

　この時期に、患者さんに合わせて図6-5のような治療用装具（訓練用補装具）が作られます。そして、座位（座った状態）、立ち上がり、歩行、食事、排泄などの日常生活の動作を回復させ、早く家庭や社会に戻れるよう、準備します。都道府県によって差がありますが、回復期のリハビリテーションに対して、だいたい人口10万人当たり50床（ベッド）が用意されています。

> **医療ソーシャルワーカー**
> 患者さんや家族がもつ経済的・精神的・社会的な問題を福祉の立場から調整したり解決を支援して、社会復帰を図る専門家。

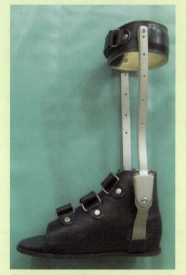

支柱付き短下肢装具

麻痺すると足先が下を向いたりするが、その足の向きなどを適切に支える（矯正力）。踏み出しやすくしたり、歩くときの足の運びを安定させたりする。

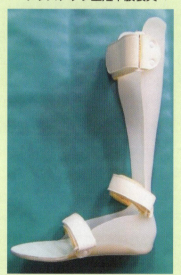

プラスチック型短下肢装具

左と同様の機能をもつ。左の金属製のものに比べ、軽くて価格が安い。また、見た目が重々しくない。ただし、足を支える力（矯正力）が比較的弱く、破損しやすい。

図6-5　治療用装具

◆ いつまでリハビリテーションを行うの？

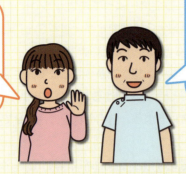

リハビリテーションは、いつまでするのですか？私の祖父も、「いつまで続くのかなあ」と言っています。

たいていは、発症から半年ほどの間に大きく回復するよ。その後、回復の程度があまり変わらなくなったときが、リハビリテーションを終了する時期と考えられるんだ。

リハビリテーションで機能はどのように回復するの？

　脳卒中リハビリテーションの一般的な流れは 図6-4 （p.64参照）に示しました。グラフの曲線は、リハビリテーションによる機能回復を表しています。急性期から回復期にかけて、訓練に応じて機能が回復しますが、効果は発症から半年くらいで伸びなくなってきて、その後の生活期に入ると横ばいになります。このような現象をプラトー（平坦という意味。横ばい状態を指します）と呼び、機能訓練の終了時期とする考え方があります。本当に機能改善が止まるのかについては反対する意見もありますが、壁にぶつかる時期であることは間違いありません。

　生活期に入ったら、介護保険サービスや障害福祉サービスを利用して、寝泊りして生活する入所型施設や、自宅から通う通所型施設で機能を維持しながら生活能力を高める訓練に切り替えていくことになります。

　ただし、はじめからプラトーを予想して、発症後半年を経過した時点で自動的に治療を打ち切ることは避けるべきでしょう。患者さんは一人ひとり違った経過をたどるものです。また、麻痺の回復が止まっても、効率がよい身のこなしや道具の工夫で生活は変えられます。常に患者さんの機能を評価して、そのときに必要な、最良のリハビリテーションを個別に指導する力が、リハビリテーション関連医療職には求められています。

> **memo**
> 介護保険サービスは、65歳以上で支援・介護が必要と認められた人と、40〜64歳で一定の病気が原因で支援・介護が必要と認められた人が対象。64歳以下で障害者と認められた人は、障害福祉サービスの対象になります。

◆ 麻痺が残ったらどうするの？

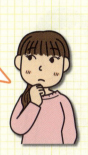
麻痺が残ってしまった人は、どうなるのですか？家族は、祖父の麻痺が残ったときのことをとても心配しています。

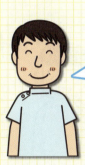
後遺症と上手につきあいながら生活するんだよ。そういう人が充実した生活を送れるように援助することも、リハビリテーション関連医療職の大切な仕事なんだ。

麻痺が残ると生活はどうなるの？

●障害と上手につきあう生活

脳卒中が重い場合、どんなにリハビリテーションをがんばっても元通りにならないことはよくあります。このような残った麻痺や障害を、後遺症と言います。後遺症と上手につきあうこと、受け入れることを障害受容と表現することがあります。

それまで当たり前にしていたことができなくなるのは、多くの人にとってつらいことです。一人では出歩けなくなったり、食事や排泄にも介助が必要になったり……。誰もが簡単に障害受容することはできないでしょう。

しかし、いつまでもリハビリテーションにしがみついていると"リハビリテーション人生"に陥ってしまうことがあります。毎日の大切な時間をリハビリテーションに費やすために、人生を前向きに進めなくなるのです。リハビリテーションは、人が「生きがい」や「人生目標」を獲得するための手段の一つにすぎません。障害があっても、さまざまなサービスを利用して旅行したり趣味を楽しむなど、患者さんが大切な時間を大切な人と楽しく生き生きと過ごしていけるような支援を、リハビリテーション関連医療職は心がけたいものです。

●仕事に就くための訓練や支援

障害によって以前のように仕事ができなくなった人に対しては、新しい仕事に就けるような、さまざまな支援（サポート）が行われています。

> **memo**
> 仕事に就くために、例えば、パソコンや情報処理、クリーニング、一般事務などの技術を習得する訓練のほか、履歴書の書き方、面接の受け方の練習や実施のように、就職活動の支援なども行われています。

◆ リハビリテーションって、変わっていくの？

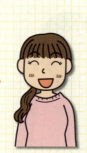

医学の進歩の話をよく聞きます。リハビリテーションも、これから変わっていくのでしょうか。

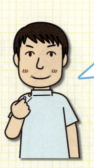

神経の働きを取り戻す方法が開発されているよ。これからどんどん変わっていく可能性があるんだ。

最新のリハビリテーションとは？

●近未来のリハビリテーション

　注目されるのは、iPS細胞などを使った再生医療との協力（コラボレーション）でしょう。再生医療が実用化され、失った機能を取り戻すこと（再建）が可能になっても、その機能を育て、鍛えなければなりません。障害を受けた脳細胞がよみがえって神経が通うようになっても、筋肉が力を発揮しバランスをとって歩けるようになったり、ペンで字を書いたりするためには、リハビリテーションが欠かせないのです。そういう意味で、どんなに医療が進歩しても、リハビリテーションは必要になることが予想されます。

●最新の話題

　脳卒中について、話題になっているのは、神経科学の知見や理論を応用したニューロリハビリテーションという分野です。さまざまな方法を用いて効率よく神経機能を再建します。麻痺のない側（健側、非麻痺側）の上肢を動かないように押さえ、麻痺した上肢を強制的に集中して使用する治療（CI療法）、磁力や直流電流を用いて大脳皮質の活動をコントロールする反復性経頭蓋磁気刺激療法（**rTMS**）・経頭蓋直流電気刺激療法（**tDCS**）、ロボットを使った訓練（図6-6）、神経筋電気刺激を組み合わせた治療的電気刺激法（TES）（図6-7）などがあります。どれも一定の効果を示しており、今後の研究や実際の治療現場で広まることが期待されています。

---

rTMS
頭の外部から脳を磁気で刺激する方法。障害のない部分を刺激することで、障害を受けた部分の機能を肩代わりする働きが強化される。

tDCS
障害を受けた側に陽極、障害のない側に陰極をつけ、ごく弱い電流を頭の外部から流す方法。運動麻痺や嚥下障害などの改善効果が期待される。

●地域リハビリテーションの推進

　日本では、高齢になって障害があっても、施設などに入らず住み慣れた地域で暮らし続けることができるしくみを作ろうとしています。そのためには、「地域リハビリテーション」の考え方が重要であるとされます。

　地域リハビリテーションとは、「障害のある人々や高齢者およびその家族が、住み慣れたところで、そこに住む人々とともに、一生安全にいきいきとした生活が送れるよう、医療や保健・福祉及び生活にかかわるあらゆる人々や機関・組織がリハビリテーションの立場から協力し合って行う活動のすべてを言う」と定義されています（日本リハビリテーション病院・施設協会）。

　リハビリテーションの専門職も非専門職も、障害を予防したり、その人の必要に応じて最適なリハビリテーションに取り組めるような地域づくりが求められています。

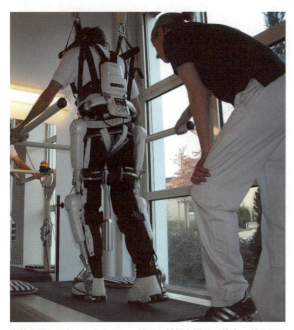

身体を動かそうとしたときに、脳から神経を通じて筋肉へ送られる指令信号を皮膚表面から生体電位信号として読み取ることで、意志に従った動作を実現する。その繰り返しにより、脳神経系のつながりが強化・調整され、身体機能の改善・再生が促進される。
出典) Prof. Sankai, University of Tsukuba / CYBERDYNE Inc.

図6-6　HAL®を使ったロボット治療

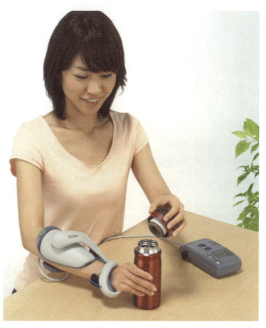

神経の麻痺した腕に装着した装置から筋肉を電気刺激して、「つかむ、手放す」訓練を行い、筋肉を再教育する。

図6-7　NESS-H200®を用いた治療的電気刺激法（TES）

2 運動器リハビリテーション

◆ 運動器のリハビリテーションって何？

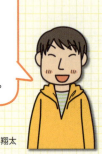

僕は高校時代に野球をやっていて、練習中に足の骨を折ったことがあります。病院で足にギプスを巻かれて、しばらくは松葉杖で歩いていました。

翔太

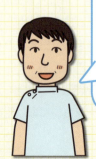

それは大変だったね。ギプスが取れたあと、動きが悪くなったり、足が細くなったりしたのではないかな。そんな状態にならないようにするのがリハビリテーションなんだ。

仁徳先生

関節包
5章p.44参照。

皮下組織
皮膚の下にある組織で、脂肪細胞やそのほかの細胞でできている。

関節可動域
関節を曲げたり伸ばしたりできる範囲のこと。例えば、足首の関節では、足の甲の方向（背屈）に約15°、足の底の方向（底屈）に約60°の範囲で動く。

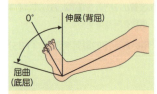

関節拘縮
関節が硬くなって、可動域制限（動く範囲が狭くなる）が生じること。

骨折すると筋肉が細くなるってどういうこと？

　骨折した場合、折れたところがくっつきやすくなるように、通常は骨折したところより上の関節（近位関節）と下の関節（遠位関節）をギプスなどで固定して、動かさないようにしますが、人間の身体は動くようにできているので、固定して動けなくすると、いろいろな障害が出てきます。

　関節は、**関節包**、骨と骨を結ぶすじ（靱帯）、筋肉、筋肉を骨に結びつける腱、**皮下組織**、皮膚など、さまざまな組織で作られています。例えば、足首の関節（足関節）が硬くなり、動かしづらくなるのは、関節を作っているそれらの組織が縮まり、関節の動く範囲（**関節可動域**）が狭くなるためです。これを関節可動域制限、または**関節拘縮**と言います。

　また、足を動かさないでいると足が細くなることがあります。これは、足の筋肉がやせて細くなったためです。筋肉が細くなること（筋萎縮）で、足の力も落ちてしまいます（筋力低下）。

　このように安静や固定のために「動かない」状態が続くことや「動かせない」状態にさせられることで、身体に異常が出てくることを、廃用症候群と言います。

廃用症候群にはどんな症状があるの？

　動かさないことによる障害は、関節拘縮や筋力低下だけではありませ

70

表6-1 廃用症候群の症状

皮膚	褥瘡
運動機能	関節が固くなる（関節拘縮）、骨がもろくなる（骨粗鬆症）、筋力が低下する（筋萎縮）
心肺機能	心臓から送り出す血液量（心拍出量）の低下、肺活量の減少
下肢静脈	深部静脈血栓症とそれによる肺塞栓
摂食機能	低栄養、免疫機能の低下
排泄機能	便秘、残尿、尿路感染症、尿路結石
自律神経	起立性低血圧
精神機能	精神機能の低下、うつ状態

ん。自分で身体を自由に動かせなくなると、身体の出っ張った部分がベッドの面に当たり続け、皮下組織の血液の流れが悪くなります。また、座り続けていると、お尻の骨の下部分（坐骨結節）がいすなどに当たって、その部分の血流が悪くなります。この状態が長く続くと、皮膚や皮下組織に血液が回らず、その部分の組織が死んでしまい、潰瘍ができることがあります。これを褥瘡（床ずれ）と言います。

　私たちがふだん座っていても褥瘡ができないのは、動くことができるからです。ずっと座っていて、お尻が痛くなったり、しびれたりしたことはありませんか。そんなとき、人は無意識のうちにお尻をモゾモゾと動かして、圧迫を緩めているのです。しかし、全身の筋力低下や関節拘縮のある人、麻痺のため身体を動かせない人、ギプスなどで固定され動かしたくても動かせない人、圧迫の痛みやしびれを感じることができない人は、圧迫を緩めることができないので、褥瘡ができるのです。

　廃用症候群のこのほかの症状を表6-1に挙げます。

潰瘍
傷が深くえぐれたようになった状態。

褥瘡
寝たきりなどで圧迫されたところにできた潰瘍のこと。

宇宙にいくと、なぜ筋力や骨が弱くなるの？

● 宇宙空間と重力

　最近は、宇宙ステーションでの生活の様子などの映像もよく流れていますが、宇宙は無重力で、人はシートベルトをつけなければふわふわと浮いてしまいます。地球上にいるときには重力に逆らうために筋肉を使っていたのに、宇宙空間では重力が身体に加わらないので、筋肉を使わ

ずに済んでしまいます。先ほどの、動かない・動かせない状態と同じように、筋肉を使わない現象が、宇宙空間でも起きているのです。

● **宇宙空間と廃用症候群**

宇宙空間では、地球上で必要な筋力の3分の1程度あれば、何でもできてしまいます。逆に言うと使わなくてもできるので、自然と筋肉を使わなくなります。それによって筋力が低下し、身体を支える必要がないので骨ももろくなります。そのため、地球に戻ってくると、立てず、歩けない状態になります。これを防ぐには、地球上と同じくらい身体を動かしたり、筋肉を使ったりする必要があります。そのために宇宙飛行士は、毎日、宇宙船の中で筋力トレーニングを行うわけです（**図6-8**）。

これは、地球上での廃用症候群でも同じことです。けがや病気になっても、身体を動かして筋肉を使い、早くベッドから離れることが重要なのです。

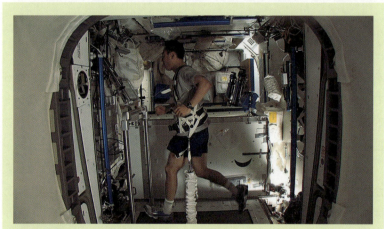

国際宇宙ステーションに長期滞在中、制振装置付きトレッドミル2でトレーニングを行う古川宇宙飛行士

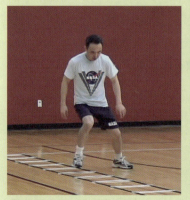
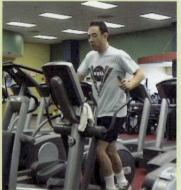

国際宇宙ステーションから帰還後、身体を重力環境に適応させるためのトレーニングを行う古川宇宙飛行士

写真提供：JAXA/NASA

図6-8 宇宙飛行士の筋力トレーニングの様子

◆ 運動器リハビリテーションってどう行うの？

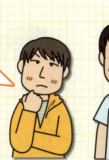
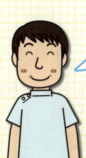

（左）筋力トレーニングの重要性はよくわかりました。でも、ギプスを巻かれてしまうと、動きようがありませんでした。

（右）よく思い出してごらん。「朝・昼・夕に10回ずつ、ギプスの中で筋肉に力を入れてください」などと言われなかったかな？

骨折したときに行うリハビリテーションは？

ギプスで固定していて関節が動かない状態でも、筋肉を伸ばしたり縮めたりすることはできます。これを**等尺性筋収縮**と言います。これを利用して、筋萎縮を予防することができます。例えば、骨折してギプスを巻き関節を曲げることができなくても、ふくらはぎなどの筋肉を収縮させることで、その筋肉の筋萎縮を防ぐことができます。

このように、骨・関節・筋肉・腱などの疾患や外傷でできた障害を軽くし、それらの働き（**運動器**機能）を取り戻して、日常生活に必要な活動ができるようにするためのリハビリテーションを、運動器リハビリテーションと言います。このリハビリテーションは、主に整形外科で扱われる疾患や外傷で行われます（表6-2）。

等尺性筋収縮（静止性収縮）
関節は動かず、筋肉の長さは変わらないが、筋肉が収縮すること。

運動器
身体の運動にかかわる骨、筋肉、関節、神経などをまとめて運動器と言う。

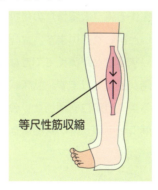

等尺性筋収縮

表6-2　運動器リハビリテーションが行われる疾患や外傷

腕や手足の骨折	太ももの骨の骨折（大腿骨近位部骨折）、手首の骨折（橈骨遠位端骨折）、肩の骨折、足首の骨折など
背骨（脊椎）の骨折	腰椎圧迫骨折、脊髄損傷
外傷	転倒や事故による骨折や挫傷
関節の病気	人工関節、関節形成術、関節鏡などの処置が主となるリウマチ、変形性関節症など
その他	腱板断裂、肩関節周囲炎、運動器不安定症など

◆ 高齢者はなぜ骨折しやすいの？

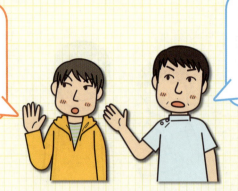

高齢で足腰が弱って くると、骨折に気を つけないといけない、 と聞いたことが あります。

高齢の人は、転倒や 骨折に注意しないとね。 転んで骨折し寝たきりに なってしまった、 ということもあるからね。

高齢者に多い大腿骨頸部骨折って？

　高齢になると、足腰が弱くなったり、視力が落ちたりして転倒しやすくなります。骨も、高齢になるともろくなりやすく、転ぶと骨折が起こりやすい状態になります。

　高齢者の骨折の代表に、太ももの付け根の骨の骨折（大腿骨頸部骨折）があります。これは、図6-9のような太ももの付け根の関節（股関節）を作る骨（大腿骨）の骨折です。原因は、高齢者の転倒によるものが多いと言われています。大腿骨頸部骨折になると、立ち上がったり歩いたりすることが痛くてできないため、ベッドに横になっている（臥床）時間が長くなります。臥床状態では、立っているときよりも、身体にかかる重み（単位面積当たりの重力）が減るので、地球上にいながら宇宙空間にいるのと近い状態になります。

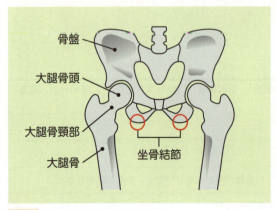

図6-9　股関節を作る骨盤と大腿骨

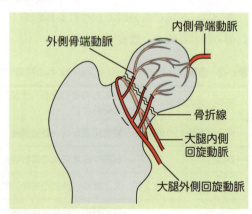

図6-10　大腿骨頸部骨折

また、この骨折は、図6-10のように大腿骨の上端にある球状の部分（骨頭部分）へ栄養を送っている血管をふさいでしまうため、骨は自然にはつかず、放っておくと大腿骨頭が死んでしまいます（大腿骨頭壊死）。動かすと痛いので、股関節を動かさない状態になりますが、これが長く続くと、全身の筋力低下や関節拘縮で動けなくなり、廃用症候群になってしまいます。

　そして、これが原因で寝たきりになったり、亡くなってしまったりする可能性もあります。寝たきりの状態になるのを予防するには、早いうちに手術で骨折部分の大腿骨頭を、人工の骨頭と置き換える手術（人工骨頭置換術）を行います（図6-11）。手術が終了したら、すぐにベッドから離れるためのリハビリテーションを始めます。さらに表6-3のようなリハビリテーションプログラムを行って、早く今までと同じ生活ができるようにしていきます。

> **memo**
> 人工関節は金属やセラミックなどで作られます。人工関節には、膝関節、股関節、肘関節などがあります。

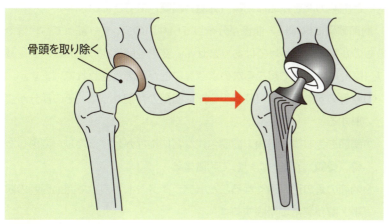

図6-11　人工骨頭置換術

表6-3　大腿骨頸部骨折のリハビリテーションプログラム

訓練の内容	開始日（手術後の日数）	
	56日間の場合	28日間の場合
股関節可動域増強	1	1
床上筋力増強	1	1
床上端坐位	7	2
車いす移動	9	2
平行棒内歩行	14	5
杖歩行	33	14
階段昇降	47	21
プログラム終了予定	56	28

骨折以外でもリハビリテーションを行うの？

　高齢者では、膝が痛くなり、膝を曲げにくく正座できなくなる人がよくいます。これは、関節の痛みや腫れが起こり、これが続いて関節が変形する変形性関節症（へんけいせいかんせつしょう）の一種で、このような関節の病気などでも、やはり運動器リハビリテーションは重要です。変形性関節症は、**軟骨**（なんこつ）や関節を作る組織（関節構成体（かんせつこうせいたい））が年を取ることで衰えたりすり減ったりすること（退行性変化）と、すり減ったところに異常な軟骨や骨ができてしまうこと（増殖性変化）によって起きると言われ、関節の痛みや腫れなどの症状が出ます。

　75歳以上の人の約8割は、どこかの関節に必ず変形性関節症が起こり、多いのは膝の関節（膝関節（しつかんせつ））であると言われています。軟骨は、平べったく光沢があり、厚さ1～4mmほどの軟骨（なんこつ）組織です（p.44、図5-1参照）。成人の関節軟骨には血管・神経・リンパ管はなく、細胞（軟骨細胞）と細胞の間を埋める物質（**細胞外基質**（さいぼうがいきしつ））でできています。

　関節軟骨には神経・血管が分布していないので、すり減っても軟骨そのものが痛くなるわけではありません。変形性関節症の痛みは、すり減り（摩耗（まもう））によって起こる次のようなことが原因と言われています。

①軟骨のすぐ下の骨（軟骨下骨（なんこつかこつ））に直接力が加わって、その部分が変形する

②関節を包む膜（滑膜（かつまく）・関節包）などに炎症が起こったり、変形した骨（骨棘（こつきょく））が触れたりして刺激する

③関節の骨の形が悪くなること（アライメント不良）で関節周囲の靱帯・腱が異常に緊張する

④関節を支える筋肉が①～③の刺激を受ける

　このように変形性関節症の痛みは、"単純に軟骨の磨耗が原因だから、健康食品やサプリメントで軟骨の成分を補えば治る"というわけではありません。温熱療法や筋力強化、杖や足底装具（そくていそうぐ）などの装具療法、体重管理、日常生活指導といった総合的な運動器リハビリテーションプログラムが必要になります。

軟骨
骨の一部で、骨と骨が接するところをおおっている。

細胞外基質
主にコラーゲンとプロテオグリカンでできている。非常になめらかで、摩擦係数はスケート靴と氷との摩擦より小さい。

滑膜
関節を包む関節包の内側にある膜で、関節の動きをなめらかにする液体を分泌している。

骨棘
骨が変形してとげのような形になったもの。

76

◆ スポーツと関係の深いリハビリテーションとは？

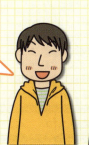
東京オリンピックがもうすぐですが、スポーツ選手にもリハビリテーションは必要ですよね？

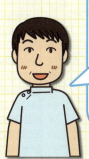
もちろん、スポーツ選手もけがのあとなどにリハビリテーションが必要だ。最近では、けがをしないような身体を作るために、日ごろのトレーニングなどに理学療法士がかかわる場合もあるんだよ。

スポーツとリハビリテーション

　スポーツには、さまざまな競技があります。野球、サッカー、水泳、剣道など、数えたらきりがありません。また、スポーツを職業にしているプロのスポーツ選手やオリンピックに出場する選手などから、仕事の合間にときどき行う程度の人までいろいろな人がいます。

　スポーツは、身体を鍛え健康を保つばかりでなく、精神的なリフレッシュや、レクリエーション的な楽しみをもたらすものです。教育の場においては集団教育や心身育成などにも有効と言われています。しかし、やり方を間違ったり、誤った練習方法を繰り返すと、身体に負担をかけたり、思わぬけがをしたりします。

　スポーツによる身体への悪い影響を「スポーツ損傷」と呼んでいます。スポーツ損傷は、競技を行っているときに身体に外力が加わって起こる「スポーツ外傷」と、競技の種類によって繰り返される運動によって生じる「スポーツ障害」に分類されます。

●スポーツ外傷

　スポーツ外傷は、自分と相手の身体がぶつかったり（衝突外傷）、ラケットやボールなどの器具がぶつかったり、グラウンドやコートの表面のコンディションの悪化のために転んだり、すりむいたりといった外力によって生じるけがを言います。スポーツ外傷が最も多い部位は足関節と手指で、約3割を占めると言われています（図6-12）。また、外傷で多いのは、**捻挫**で全体の約36％、次が骨折で全体の約30％と言われています（図6-13）。競技によっても生じやすい外傷があり、例えばバレ

捻挫
関節のけがのうち、骨折などを除いたもの。関節に過剰な力が加わって起こる、関節包や靱帯などの損傷。X線画像では異常は写らない。

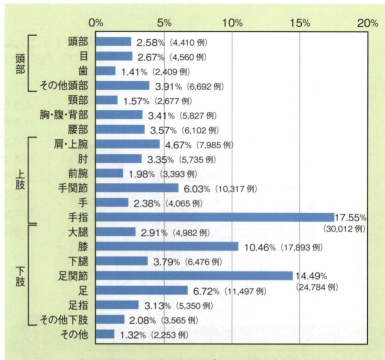

図6-12　スポーツ等活動中の障害部位別発生状況

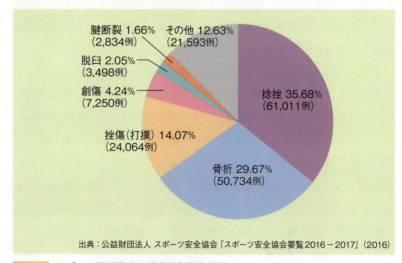

図6-13　スポーツ等活動中の障害種別発生状況

ーボール、サッカー、バスケットボールでは足関節捻挫と**突き指**が多く、野球では突き指、また、柔道では鎖骨骨折、剣道ではかかとの骨折が多いと言われています。

●スポーツ障害

　一方、スポーツ障害は、競技によって繰り返される動作・運動により、靱帯や筋、腱、骨に損傷が起こった状態を言います。例えば骨では、骨折するような強い力ではなく、非常に弱い力でも同じ部分に繰り返し力

突き指
指先から力が加わって起こるけが。骨が折れていたり、腱や靱帯が傷んでいたりすることもある。

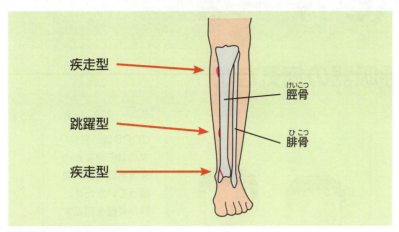

図6-14 脛骨の疲労骨折

が加わることによって骨折する場合があります。これを疲労骨折と言っています。膝から足首までの部分（下腿）の骨である脛骨では上3分の1と下3分の1の部分ではランニングを主体とするスポーツで、また中央部分では跳躍を主体とするスポーツで、それぞれ疲労骨折が多いと言われています（図6-14）。

　野球はボールを投げる動作をよく行うために、肩や肘に負担がかかりやすく、特に小児の場合には成長の途中にあるので、骨端線（骨が成長している部分）に損傷を起こしやすく、野球肩（上腕骨近位骨端線離開）や野球肘（上腕骨内側上顆骨端線離開、離断性骨軟骨炎）と呼ばれます。また、テニスのバックハンドを多く使う選手に見られるテニス肘（上腕骨外側上顆炎）、跳躍を繰り返す競技に多く見られる膝前面の痛みであるジャンパー膝（膝蓋腱炎）、ランニング競技に多く見られる太ももの外側の部分に痛みを生じるランナー膝（腸脛靱帯炎）などが有名です。

　スポーツはパターン化された動作を繰り返すことが多いため、身体の一部分に負担をかけやすいとも言えます。スポーツが上達し、楽しめるようになるためには、競技ごとに必要な動作を繰り返して練習しなくてはなりません。ましてや、プロの選手や世界の頂点をめざすオリンピック選手は、毎日動作を繰り返して練習する必要があります。そのため、身体にかかる負担を十分に考えながら、練習プログラムを立てなくてはなりません。スポーツ障害が起こらないようにしながら、かつ最高のパフォーマンスを発揮できる練習をしていくことが重要です。

　プロ選手やオリンピック選手の練習プログラムは、運動器を作っている筋、腱、靱帯、骨、関節のことを十分に理解し、運動について熟知したトレーナーが作成します。実際にトレーナーとともに練習をしている場合も多いようです。最近では、理学療法士もその知識を生かして資格を取り、トレーナーの仕事をしている人もいます。

3 呼吸リハビリテーション

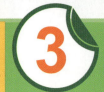

◆COPDって呼吸器の病気なの？

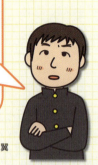
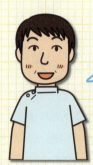

僕の父はヘビースモーカーで、最近息切れするので、呼吸器内科で診てもらったらCOPDと診断されました。COPDって何ですか？

翼

COPDは、主にタバコの煙などの有害物質を長い間吸っていたため、肺が炎症を起こす病気のことだよ。

仁徳先生

呼吸不全
通常、動脈の血液の中には酸素分圧100mmHgぐらいの酸素がある。これが60mmHg未満になった状態を呼吸不全と言う。酸素は生命活動に不可欠で、呼吸不全になると早期に、各組織へ重大な悪影響を及ぼす。

memo
呼吸不全には、Ⅰ型とⅡ型の2種類があります。
- **Ⅰ型呼吸不全**：動脈血の炭酸ガスが増加しない（二酸化炭素分圧45mmHg以下）。
- **Ⅱ型呼吸不全**：動脈血の炭酸ガスが増加する（二酸化炭素分圧45mmHg超）。

COPD
chronic obstructive pulmonary diseaseの略。

呼吸器の病気にはどんな種類があるの？

呼吸器の病気には、次のページの**表6-4**のようなものがあります。

肺には、大気中から酸素を取り込み、体内で生み出された二酸化炭素（炭酸ガス）を排出する働きがあります。肺の病気が進むと、このような働きができなくなります。すると、酸素を取り込めず、血液中の酸素が減ったり（低酸素血症）、炭酸ガスが増えたり（高炭酸ガス血症）します。

動脈の血液中の酸素が異常に減ってしまった状態を**呼吸不全**と言います。血液中には、赤い色素（ヘモグロビン）があり、このヘモグロビンが酸素と結びついて、全身に酸素を運びます。呼吸不全では、ヘモグロビンが酸素と結合しにくくなって、酸素を十分に運ぶことができなくなってしまうのです。呼吸不全は、長く続くもの（慢性呼吸不全）と、突然起こるもの（急性呼吸不全）に分けられます。

慢性呼吸不全の原因となる病気は？

血液中の酸素が異常に減って、それが1か月以上続く状態が、慢性呼吸不全です。この状態を引き起こす病気には、いろいろなものがあります。その一つが、**COPD**（慢性閉塞性肺疾患）です。

●COPDとは

COPDの代表例は、肺気腫や慢性気管支炎で、慢性の気道閉塞を伴う病気で起こります。COPDになると、空気の通り道である太めの気道（気

表6-4 呼吸器の病気

種類	病名	病気の特徴
感染性呼吸器疾患	かぜ、肺炎、肺結核	細菌やウイルスなどが鼻の粘膜から侵入し感染したものをかぜ、気管支まで入ったものを気管支炎、肺まで到達したものを肺炎という
気道閉塞性疾患	COPD	息を吐き出しにくくなり、呼吸困難が起こる
	びまん性汎細気管支炎	気道と肺胞の境の部分（細気管支）が炎症を起こす病気で、DPB（diffuse panbronchiolitis）と略される
アレルギー性肺疾患	気管支ぜんそく	さまざまな刺激（ダニ・ホコリなどのアレルギー、運動、冷たい空気、タバコ、天候など）により気管支が収縮し、狭くなる病気
間質性肺疾患	間質性肺炎	空気の通り道の末端にある肺胞のまわりの壁の部分（間質）に起こる肺炎
腫瘍性肺疾患	肺がん	肺に発生するがんと、ほかの臓器から肺に転移したものに分けられる
肺血管性病変	肺高血圧症	心臓から肺に入る肺動脈の先のほうで、血管の内部が狭くなり、肺の血圧が高くなる病気
胸膜疾患	胸膜炎	肺を包む2枚の膜に炎症が起こる病気
	気胸	肺を包む膜の中に空気がたまり、息を吸い込めなくなる病気
呼吸不全	急性呼吸不全、慢性呼吸不全	一つの疾患を指すのではなく、さまざまな疾患の結果として呼吸機能が低下し、臓器に十分な酸素を送れなくなった状態をいう
その他	気管支拡張症	空気が通る気管支が広がり、壊れたり弱くなったりする状態
	睡眠時無呼吸症候群	睡眠中に、呼吸が10秒以上止まることが頻繁に起こる状態

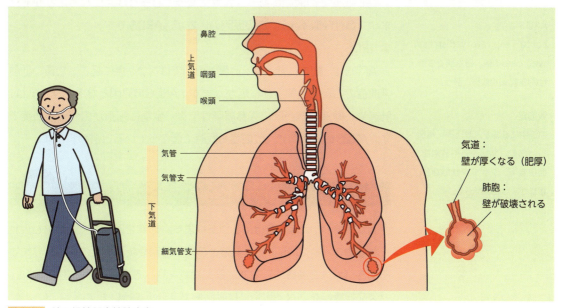

図6-15 肺と慢性閉塞性肺疾患

管）から枝分かれした細い気道（気管支・細気管支）、その先端にある、ブドウの房のような形をした肺胞まで、空気が通るすべての場所に病気による変化（病変）が起こります（図6-15）。

主な原因は喫煙ですが、大気汚染や有毒ガス、化学物質などが原因になることもあります。

● COPDの症状

この病気では、息を吐き出しにくい状態が続き、身体を動かしたり少しがんばって何かをすると息が苦しくなり（労作時呼吸困難）、咳や痰が

> **memo**
> 慢性呼吸不全の原因には、COPDのほか、肺結核後遺症、間質性肺炎、肺がんなどの肺の病気と、神経や筋肉の病気（神経筋疾患）があります。

> **memo**
> COPDが進むと、通常の酸素では十分に血液中に酸素を取り込むことができなくなり、濃い酸素を吸入しなければならなくなります。自宅に設置した酸素供給器（酸素濃縮器や液体酸素タンク）から細長いチューブを通して酸素を吸入します。これを、在宅酸素療法（home oxygen therapy：HOT、ホット）と言います。

続きます。また、病気の影響は全身に広がって全身性の炎症を起こし、その結果、肺以外にも病気（併存症）が起こってきます。

COPDの患者さんは、息切れするので、動かず座ってばかりいるようになります。そうすると食欲がなくなり、体力や筋力も落ちて、ますます息苦しさで動けなくなり、やせて寝たきりになることもあります。

● COPDになる人の数

日本では、平成13（2001）年の調査では、40歳以上の人の8.6％がCOPDになっています。これは、人数にするとおよそ530万人です。現在、COPDは世界の死因の第4位ですが、今後はさらにこの病気の人の割合（有病率）や死亡率が増加していき、2030年には第3位になりそうです。しかし、COPDは治療によって症状を軽くすることができます。

急性呼吸不全の原因となる病気は？

短い時間で血液中の酸素が異常に減ってしまう状態になることがあります（急性呼吸不全）。この原因の代表が、**ARDS**です。

● ARDS

ARDSは、簡単に言えば、心臓が原因ではない、急に起こった重い低酸素血症のことで、肺全体に広がります。ARDSの原因となる主な病気は、肺炎や、唾液などが肺に入る誤嚥性肺炎、全身に細菌が広がる**敗血症**です。ARDSの約8割で、敗血症も同時に起こっていると言われます。

> **ARDS**
> acute respiratory distress syndromeの略。日本語では急性呼吸窮迫症候群と言う。

> **敗血症**
> 血液中に細菌が入り込み、増殖した病気。発熱、心拍数増加、血圧低下、ショック状態など、さまざまな症状が出る。

肺はどのように働いているの？

肺の働きは、大きく分けて2つあります。気管を通して空気の出し入れをする働き（換気機能）と、血液との間で酸素や炭酸ガスのやり取りをする働き（ガス交換機能）です。換気機能を調べる場合は呼吸機能検査を、ガス交換機能を調べる場合には動脈血ガス分析を行います。

● ガス交換のしくみ

気管は、気管支で2つに分かれて左右の肺へ入り、肺の中で23回枝分かれを繰り返しながら次第に細くなっていきます。その先端には肺胞という袋がいくつもついており、ここでガス交換が行われます（図6-16）。

また、心臓から出て肺に入る動脈（肺動脈）は、肺の中で気管支と同じように枝分かれしていき、最後は毛細血管となって、一つひとつの肺胞の表面を網の目のように取り巻いています。血液は、この毛細血管を通る間に肺胞から酸素を受け取り、肺胞の中へ炭酸ガスを捨てます。これがガス交換のしくみです。

> **memo**
> ほとんどの急性呼吸不全は、動脈血の炭酸ガスが増加しません（I型呼吸不全）。

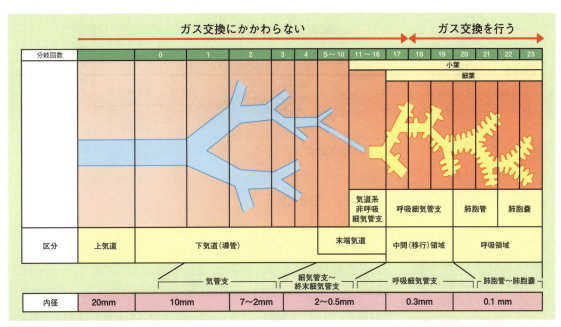

図6-16 気管支の分岐

肺はどのように検査するの？

●呼吸機能検査

呼吸機能検査にはいろいろとありますが、最も基本的な検査はスパイロメトリーと呼ばれるものです。呼吸の吐く量（呼気量）と吸う量（吸気量）を測定し、換気の働きの能力を調べます（図6-17）。測定法には、肺活量（VC）と努力肺活量（FVC）があります。肺活量は、安静呼吸をしていて最大限にゆっくり吐いて最大限まで吸い込んで測定します。実測肺活量/予測肺活量を％VCと言います。努力肺活量は、最大限まで吸って一気に吐き出して測定します。

換気の働きの能力のうち、肺活量（VC）と図6-17の１秒率（FEV₁％）の２つの指標に基づいて、肺の換気の障害を、息を吸いにくい（拘束性）

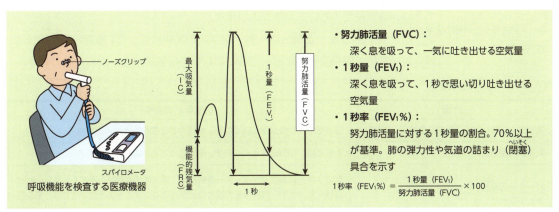

- 努力肺活量（FVC）：
  深く息を吸って、一気に吐き出せる空気量
- 1秒量（FEV₁）：
  深く息を吸って、1秒で思い切り吐き出せる空気量
- 1秒率（FEV₁％）：
  努力肺活量に対する1秒量の割合。70％以上が基準。肺の弾力性や気道の詰まり（閉塞）具合を示す

$$1秒率（FEV_1％）= \frac{1秒量（FEV_1）}{努力肺活量（FVC）} \times 100$$

図6-17 呼吸機能検査（スパイロメトリー）

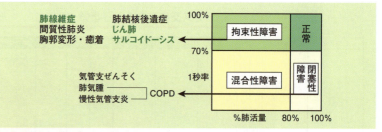

図6-18 換気障害

と息を吐きにくい（閉塞性）、そしてこの2つが合わさった混合性の3つに分けます（図6-18）。

● **動脈血ガス分析**

　動脈血ガス分析の検査では、動脈血液中に含まれている酸素（O_2）と二酸化炭素（CO_2）の濃度を調べ、病気の診断に役立てます。手首の動脈（**橈骨動脈**）、ももの付け根（鼠径部）の動脈（大腿動脈）などから血液を採ります。採血した動脈血液を、機械（血液ガス自動分析装置）にかけて分析します。血液ガスの基準値は、以下のとおりです。

- pH（水素イオン濃度）…7.35～7.45
- PaO_2（動脈血酸素分圧）…80～100mmHg
- $PaCO_2$（動脈血二酸化炭素分圧）…35～45mmHg
- SaO_2（動脈血酸素飽和度）…97.4％以上

　pHが7.45以上の状態をアルカリ血症（アルカレミア）、こうした病気の状態をアルカローシスと言います。原因には、**表6-5**が考えられます。

　pHが7.35以下の状態は酸血症（アシデミア）で、こうした病気の状態をアシドーシスと言います。原因として、低換気、下痢や糖尿病性アシドーシス、尿細管性アシドーシスなどがあります。

　動脈血ガス分析で異常な値が続くようなら、何か重い（重篤な）病気にかかっているかもしれません。年齢に関係なく、重いアシドーシスが続けば、さまざまな臓器の働きに障害が出ます。低酸素血症が進めば、生命の維持そのものに危険があります。

　異常があった場合は、胸（胸部）のX線検査や**CT検査**、超音波検査、気管支内視鏡検査など、さらに詳しい呼吸器の検査が必要になります。

表6-5 アルカリ血症の原因

原因	病気などの説明
過換気、嘔吐などによる胃液の減少（酸喪失）	過換気では呼吸が深く速くなり、血液中の二酸化炭素が排出される
利尿薬の使い過ぎ（乱用）	利尿薬は、尿の出をよくする薬。高血圧などの治療に用いられる
バーター症候群 アルドステロン症	腎臓や内分泌の病気。バーター症候群は、遺伝性の病気で、子どもに多い。脱水症状、筋力低下、精神発達の遅れなどが起こる。アルドステロン症では、高血圧や筋力低下が起こる

---

memo

5月9日は呼吸の日、8月1日は肺の日です。呼吸の日と肺の日には、全国の主な都市で、日本呼吸器学会や日本呼吸器障害者情報センターがキャンペーンを行っています。肺の健康状態がわかる検査なども行われます。

肺線維症
肺間質に線維組織が過剰に形成される病気。肺胞壁の肥厚により、ガス交換が十分に行われなくなり、呼吸機能が低下する。動いたときの息切れや、痰を伴わない咳が特徴。

じん肺
長期間吸入した粉塵が肺に貯留して起こる病気。病気が進むと息切れが起きる。

サルコイドーシス
身体のあちこちに慢性的に肉芽腫（細胞の塊）ができる病気で、肺門、縦隔、肺にできやすい。

橈骨動脈
手首の親指側と肘の間に通る、上腕動脈につながる動脈。脈を測るときに利用する。

CT検査
CTとは、コンピュータ断層撮影。X線を使って臓器の異常を観察する検査。

◆ 呼吸リハビリテーションってどうやって行うの？

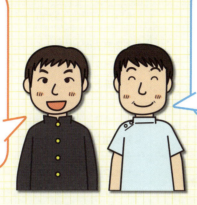

その後、父は薬を吸入して、禁煙外来に通っています。
来週から呼吸のリハビリテーションも始めます。
一緒に行って見てこようと思っています。

治療の第一段階は、禁煙！
そして、気管支を広げる薬や炎症を抑える薬を吸入し、呼吸リハビリテーションをするのがポイントだよ。
ぜひ一緒に行って、励まそう！

呼吸リハビリテーションのプログラムは？

　呼吸リハビリテーションとは、呼吸器の病気にかかった患者さんに対し、総合的な評価を行って、身体的・精神的に可能な限りの機能を回復・維持させるために、患者さんの自立に向けた継続的な支援を行う医療のことです。科学的な根拠に基づき、多くの職種の人が、さまざまな働きかけを行います（包括的介入）。

　呼吸リハビリテーションを行う患者さんの条件は、
- 息切れ、咳、痰などの症状（呼吸器症状）のある慢性呼吸器疾患であること
- 通常の治療（標準的治療）により病態が安定していること
- 呼吸器の病気で身体の働きに不調（機能的制限）があること
- 呼吸リハビリテーションの進行を邪魔する要因や不安定なほかの病気（合併症）がないこと
- 患者さん自身に積極的な意思があること

などです。また、高齢などの年齢制限や、呼吸機能検査、動脈血ガス分析の結果に基づく基準は決められていません。

　これまでに、COPDに呼吸リハビリテーションが十分効果的であることが証明されています。最近では、**間質性肺炎**にも効果があると報告されています。

　運動の強度は、患者さんの最大運動能力の50～80％を使い、1回20～30分、頻度は週3～5回で、最低20セッションは必要です。入院で2～4週間、外来で6～8週間かけて行われ、家庭で行っても同じ効果が期

間質性肺炎
肺胞の壁に炎症や損傷が起こり、壁が厚く硬くなっていく病気。酸素を取り込みにくくなり、進行すると、息切れや慢性の咳が見られる。

❸ 呼吸リハビリテーション　85

表6-6 呼吸リハビリテーションのプログラムの例

Ⅰ：呼吸コンディショニングを 再構築する	①腹式呼吸と口すぼめ呼吸　②リラクセーション ③胸郭可動域練習　④呼吸体操　⑤排痰法 ⑥パニックコントロール（息切れのコントロール）
Ⅱ：自立を促す	⑦ADL（日常生活動作）トレーニング
Ⅲ：負荷を加える	⑧運動療法：上肢筋トレーニング、下肢筋トレーニング、 　全身持久力トレーニング（歩行練習や自転車こぎ） ⑨呼吸筋トレーニング
Ⅳ：運動効率の改善を与える	⑩薬物療法　⑪酸素療法 ⑫**非侵襲的陽圧換気**（NPPV）　⑬栄養補助療法
Ⅴ：心理社会的支持と教育	⑭セルフマネジメント（自己管理教育） ⑮アクションプラン（行動変容）　⑯栄養指導

非侵襲的陽圧換気

気管切開などの（侵襲的な）方法と異なり、身体を傷つけずに（非侵襲的）、マスクを使って呼吸させる方法。気道に高い圧力（陽圧）をかけて肺胞を押し広げて換気を行う。NPPV（non-invasive positive pressure ventilation）とも言う。

生命予後

病気のあとなどの、生命の維持（生存）の見通しのこと。

待できます。

　呼吸リハビリテーションで改善した運動能力（運動耐容能）やHRQOL（健康に関連した生活の質：health-related QOL）は、何もしないと、6か月もすれば元に戻ってしまいます。そのため、反復したトレーニングを行うか、日ごろからこつこつと続けることが大切です（**表6-6**）。

　呼吸リハビリテーションの効果は、「呼吸困難の改善」、「HRQOLやADL（日常生活動作）の改善」、「運動耐容能の改善」、「入院日数と医療機関を利用する回数の減少」、「うつ・不安の改善」、「**生命予後**の改善」などです。最近の研究では、生命予後は身体活動量（1日の活動の総量）に関係しており、歩数計を用いて歩くことが勧められています。病気にかかわらず、たくさん歩いたり運動したりしている人は長生きしているようです。

　慢性呼吸不全だけでなく、急性呼吸不全のときにも、集中治療室（ICU）や救命救急センターなどで呼吸リハビリテーションを行います。最近では、ICUに入ると、筋力や運動などの身体機能だけでなく、記憶や判断力などの認知機能が低下するとも言われます。これを予防するには、痰を出す方法（排痰法）や呼吸の練習を行い、ベッドから早く起こすこと（離床）が重要です。身体機能、HRQOL、ADL、四肢筋力、呼吸筋力、認知機能を改善させ、人工呼吸器を外し、ICU在室や入院の日数を減らし、死亡率を下げる効果もあります。

　急性期の呼吸リハビリテーションは、ICU入室後72時間以内に開始することが勧められています。また、ICUを出たあとや退院後に、集中的に呼吸リハビリテーションを行うことで、生命予後が改善し、質の高い生活を送りつつ、長生きすることができます。

4 心臓リハビリテーション

◆ 心臓にはどんな病気があるの？

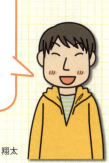
翔太：祖母が、心臓が悪いので通院しています。心臓の病気って、どのようなものがあるのですか？

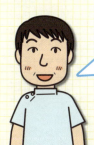
仁徳先生：おばあちゃん、大変だね。ではまず、心臓の病気の種類から解説していこう！

虚血性心疾患ってどんな病気？

心臓には、**冠動脈**という血管が、大きく見ると3本あります（図6-19）。人間が活動したり運動したりするとき、心臓は冠動脈から酸素と栄養素を受け取り、その活動量に応じて身体の中に血液をめぐらせます（体循環）。冠動脈に狭いところ（狭窄）があると、心臓の筋肉（心筋）での酸素の需要と供給のバランスが崩れ、血液が不足します。これを「心筋虚血」と言います。これによって、心臓の働きが落ち（機能低下）、心電図の異常、胸の痛み（胸痛）、息苦しさ（呼吸困難）などの症状が出ることがあります。これらの病態を、「虚血性心疾患」と言います。

虚血性心疾患には、以下のようなものがあります。

●狭心症

狭心症は、心筋が一過性の酸素不足になる状態です。最も多いのは、冠動脈の動脈硬化によるものです。狭心症は、さらに次のように分類することができます。

①**労作狭心症**：動脈硬化により冠動脈の狭窄が75％を超えると、心筋に流れ込む血液の量（血液量）が減ってしまいます。そして、心筋の酸素の需要と供給のバランスが崩れ、日常生活の活動や運動など（労作）に症状が出てくるようになります。これを「労作狭心症」と言います。また、この75％以上の冠

> **冠動脈**
> 冠状動脈とも言う。上下をひっくり返すと王冠のように見えることからこう呼ばれている。

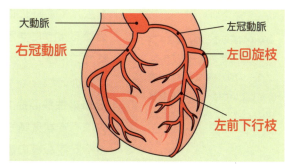

図6-19 心臓と冠動脈

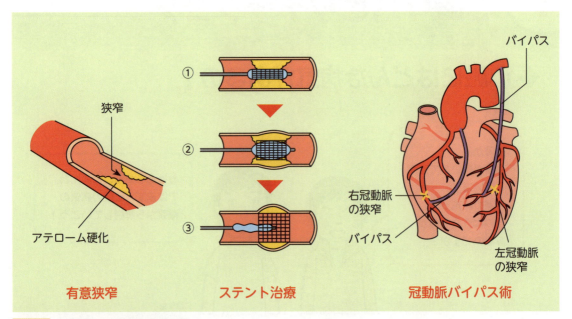

図6-20 有意狭窄と労作狭心症の治療

心臓カテーテル
カテーテルとはごく細い管のこと。これを、足の付け根や手首などの動脈から心臓まで通し、検査や治療を行う。

ステント治療
金属の網目状の筒を、心臓カテーテルで心臓の血管まで届け、留置することで、狭くなった血管を広げた状態にする。

冠動脈バイパス術
血管が狭くなって血液が通らない部分に、それの代わりになる血管を作る。体内のほかの血管をもってきて、通らない部分の前後とつなげる。

プラーク
血管の病変のことで、安定プラークと不安定プラークがある。プラークが繊維質でおおわれて安定していれば、かなり血管が狭くなっていても心筋梗塞になりにくい。

動脈狭窄を、「有意狭窄」と言います（図6-20）。治療としては、薬物療法や**心臓カテーテル**による**ステント治療**、**冠動脈バイパス術**、心臓リハビリテーションがあります。特に、狭心症の再発を予防するには、心臓リハビリテーションが重要です。

②**不安定狭心症**：症状がわからないような小さい動脈硬化でも、表面をおおっている膜（被膜）が弱く、中に粥のような脂質が入っているものを、不安定**プラーク**と言います。この不安定プラークが脱水や激しい運動などで破れ（プラークの破綻）、冠動脈内に血の塊（血栓）が詰まってしまうことがあります（図6-21）。これを「不安定狭心症」と言います。心筋梗塞につながりやすく、心臓突然死の原因にもなる、とても危険な病態です。この状態になったら、安静にしてすぐ救急車を呼び、専門病院で心臓カテーテルにより、狭くなった場所を広げる治療が必要です。また、症状が出たときは、血管を広げて心筋に血液がめぐるようにする硝酸薬（ニトログリセリン）が有効です。

③**冠攣縮性狭心症**：精神的に不安な気持ちになる不安症などの患者さんでは、神経（自律神経）

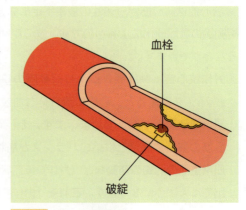

図6-21 プラークの破綻

が通常より敏感に働いて、冠動脈の内側が一時的に狭くなり（一過性の狭窄：攣縮）、心筋虚血が起きることがあります（図6-22）。これを「冠攣縮性狭心症」と言います。①、②が、動脈硬化が元になって起こるのに対して、冠攣縮性狭心症は、プラークによる冠動脈の詰まり（閉塞）などはありません。そのため、カテーテル治療は効きません。自律神経を安定させるための抗不安薬や、血管拡張薬などの薬物療法が有効です。また、心臓リハビリテーションの運動療法の効果もあまり期待できませんが、気持ちの安定には役立つことがあります。

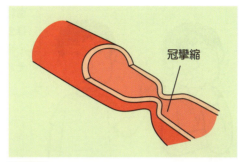

図6-22 冠攣縮性狭心症

● 心筋梗塞

梗塞とは、臓器の血管が詰まること（閉塞）により、その先の血管が通っている部分が死んでしまうこと（**壊死**）です。冠動脈内の不安定プラークが破れると、そこに血の塊（血栓）ができて、一気に冠動脈が詰まってしまいます。これにより、詰まった冠動脈から酸素と栄養素を受け取っていた心筋が壊死して心筋梗塞が起こります（図6-23）。

心筋梗塞の症状は、狭心症とは違って、激しい胸の痛みが30分以上続きます。この胸痛にニトログリセリンは効きません。さまざまな合併症を起こし、死亡することもある危険な病気です。すぐに救急車を呼んで、専門病院で心臓カテーテルによる治療を受ける必要があります。心筋梗塞の治療後は、再発を予防するため、薬物療法を続けることと、心臓リハビリテーションを受けることが勧められています。

壊死
血液からの酸素と栄養素がもらえずに細胞が死んでしまうこと。

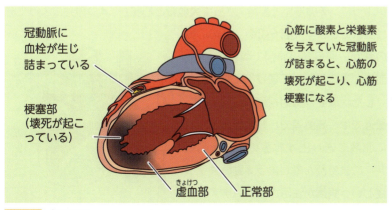

図6-23 心筋梗塞

◆ 心臓の病気ってほかにもあるの？

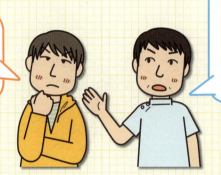

血管が詰まって心臓がダメになるなんて、驚きました！

そうなんだ。心筋梗塞などは命にかかわるからね。ほかにも、違うタイプの心臓の病気があるから、それも説明しよう。

そのほかにどんな心臓の病気があるの？

●心不全

心臓の最も大事な役割は、血液を全身に送るポンプの働き（機能）です。心筋梗塞後、**心筋症**などでこのポンプ機能が障害を受けてしまうと、全身の臓器に血流を十分に送ることができなくなります。心不全とは、このことによってさまざまな症状が出ている状態を指します。

治療としては、軽い症状の場合は薬で心臓の負担を減らすようにします。重い場合は、**ペースメーカ治療**、**酸素療法**なども行われます。人工心臓や心臓移植などを考えることもあります。最近は、運動療法を中心とした心臓リハビリテーションに治療効果があると認められています。

●心臓弁膜症

心臓には、全部で4つの部屋があります。そして、血液を逆流させないように、その部屋と部屋、さらに**大血管**と心臓が、4つの弁によって分けられています（図6-24）。その心臓の弁が、何らかの原因で障害を受け、血液が逆流したり、通りにくくなったりした状態を、心臓弁膜症と言います。最近では、高齢者で、動脈硬化が全身に血液を送り出す動脈の弁（大動脈弁）にまで及んでしまう大動脈弁狭窄症という病気が注目されています。

心臓弁膜症の治療は、病気の進み具

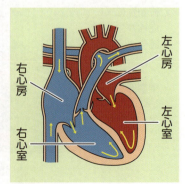

図6-24 心臓の4つの部屋

> **memo**
> 「心不全」は、それ自体が何らかの病気というわけではなく、基礎になる心疾患があって、それによりさまざまな症状が出ている状態を指します。
> 「かぜ」も、ウイルスの感染によって発熱、鼻水、咳などさまざまな症状が出ている状態を指しています。

心筋症
心筋の状態が悪くなり、心臓のポンプ機能が悪くなる。大きく分けて肥大型と拡張型がある。

ペースメーカ治療
電気信号を心臓に伝える機器を体内に埋め込んで、乱れた心臓のリズムを整える。

酸素療法
血液中の酸素不足に対し、装置を使って酸素を吸入すること。

合（進行の程度）と症状によって変わります。重い心不全を起こす場合には、手術で弁の形を整えて作り直したり、**人工弁**に取り換えたりします。手術後は、体力の回復のため心臓リハビリテーションを受けることが勧められています。

●先天性心疾患

心臓の構造に生まれつき異常がある場合（先天奇形）は、幼いころから心臓の手術を受けて正常な構造にします。以前は小さいうちに亡くなることもありましたが、最近は手術の技術が進歩し、先天性心疾患があっても無事に大人になり、平穏に日常生活を送る人も少なくありません。先天性心疾患では、多くの場合、小さいころから激しい運動を止められます（運動制限）。しかし、心不全を悪くしない程度の運動療法は、体力の向上や維持につながり、心臓の状態が安定すると言われています。

●不整脈

心臓は、一定のリズムで、縮んだり（収縮）広がったり（拡張）を繰り返しています（拍動）。1分間に60～80回の拍動をしているので、1日を通して約10万回も動いています。リズムは、**刺激伝導系**（図6-25）というしくみが生み出しています。何らかの理由でこのリズムが崩れてしまうことがあり、これを不整脈と言います。不整脈は、脈拍数が多くなる頻脈と、脈拍数が少なくなる徐脈の2つのタイプに大きく分かれます。

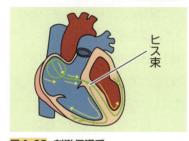

図6-25　刺激伝導系

頻脈の場合の治療は、原因となっている部位がわかれば、カテーテルを血管から心臓に通してその部位を焼くこと（焼灼）ができます。それがむずかしい場合は、薬で脈拍数を抑えます。徐脈の場合には、ペースメーカを体内に植え込む手術を行います。

また、心室細動という命の危険のある不整脈（致死的不整脈）の場合には、心臓の拍動を正常なリズムに戻す機械（植え込み型除細動器）を体内に植え込む手術をすることもあります。

不整脈に対する心臓リハビリテーションの効果については、現在も意見が分かれています。少なくとも体力の維持や心不全の再発予防にとっては重要です。

●その他の心疾患

心臓病には、心筋の異常（心筋症、**心筋炎**など）、心膜の異常（**心膜炎**、**心タンポナーデ**など）、肺の異常（**肺高血圧症**など）、血管の異常（**大動脈瘤**、**大動脈解離**、**末梢動脈疾患**など）によるものなどがあります。

大血管
心臓から出て、胸や腹部を通る直径の大きな動脈。上行・下行大動脈、大動脈弓、胸部大動脈、腹部大動脈をまとめて大血管と言う。大動脈弁は上行大動脈と左心室をつないでいる。

人工弁
人工の弁には、機械弁と、牛や豚の身体の一部を用いた生体弁がある。

刺激伝導系
心臓は、心筋にわずかな電気が流れていて、その刺激で収縮したり拡張したりしている。

心筋炎
心臓の筋肉が傷つき炎症を起こした状態。

心膜炎
心臓を包む膜が傷つき炎症を起こした状態。

心タンポナーデ
心臓を包む2枚の膜の間に、通常より多くの液体がたまった状態。

肺高血圧症
心臓から肺へは血液が送られている。肺での血流が悪くなることで、血管にかかる圧力が高くなった状態。

大動脈瘤
大血管にこぶのようなふくらみができた状態。動脈硬化などで血管が弱くなってできることがある。

大動脈解離
動脈がさけたような状態。大動脈の内側の膜の一部が破れ、膜と膜の間に血液が入り込む。

末梢動脈疾患
p.118参照。

◆ 心臓リハビリテーションって何？

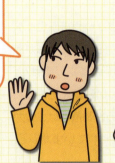

祖母は、病院の先生から運動を勧められているようです。心臓の病気でも運動していいのですか？

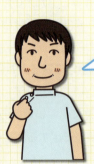

一番疑問に思うところだね。それでは、心臓の病気と運動について話そう！

心臓病に運動療法はOK？

　心臓リハビリテーションとは、「心臓病患者が、医学的な評価に基づいて、運動療法、患者教育、カウンセリングなどを通して、身体的、精神的、社会的に回復するプログラム」と言われています。長期的に取り組むことで、予測される余命（生命予後）が延びたり、生活の質（QOL）が向上したりします。今では、心臓病にかかったら心臓リハビリテーションに取り組むことが、積極的に勧められています。

　しかし、歴史を見ると、最初からそうだったわけではありません。

●安静から心臓リハビリテーションへ

　今から約100年前の1912年には、**ヘリック**らが、心筋梗塞になってから8週間、安静にして寝たきりにさせておく（安静臥床）という治療方法を報告しました。これは、心筋梗塞で壊死した部位が治る（**瘢痕化**）のに5～6週間かかるためです。それから数十年にわたって、心筋梗塞の治療といえば「安静・寝たきり」という時代が続きました。ところが、長い期間寝たきりになっていることで、多くのほかの病気（合併症）が起きました。また、高齢者では体力や筋力の低下、**骨粗鬆症**の進行、認知機能の低下など、多くの問題が出てくることがわかってきました。

　そこで、1950年代に入って、**ニューマン**らが、心筋梗塞が起こって4週間後に、1日2回、3～5分間歩かせることを始めました。ここから早めにベッドから起こす（離床）という流れが徐々にできました。その後多くの研究が重ねられ、1995年米国公衆衛生局から心臓リハビリテーションの治療効果を示したガイドラインが発刊されました。これによ

ヘリック
1861～1954年。アメリカの医師。

瘢痕化
死んだ部位に、新たに細胞が生まれたり、繊維ができたりして、傷あとになること。

骨粗鬆症
生活習慣などにより、骨がもろくなり、骨折しやすくなる病気。腰や背中に痛みが出て、ひどくなると骨折を起こし、寝たきりの原因にもなる。比率では、女性が男性の3倍多い。

ニューマン
アメリカの医師。

り、世界的に心臓リハビリテーションが進められるようになったのです。

● 日本での心臓リハビリテーション

日本では、世界に先駆けて1956年に木村登氏が心臓病に対する積極的運動療法について報告しました。しかし、当時の日本の医学界で受け入れられることはなく、心臓リハビリテーションの普及は大きく遅れました。

その後、日本でも徐々に心臓リハビリテーションが浸透し、日本心臓リハビリテーション学会が設立されたのは、1995年のことです。

その後、狭心症、心筋梗塞だけでなく、慢性心不全や**血管疾患**にも心臓リハビリテーションが行われるようになり、今では心血管疾患にかかった（罹患）後には心臓リハビリテーションに取り組むことが勧められるようになっています。また、心筋梗塞や心臓の手術後、合併症のない患者さんは、施設によっては手術の次の日にベッドから降り（早期離床）、歩行練習を行い、安静・寝たきりによる合併症を起こさないようにしています。

心臓リハビリテーションにおける運動療法とは？

心臓リハビリテーションにおける運動療法には、大きく分けて2つのタイプ（様式）があります。一つは、有酸素運動です。これは古くから心臓リハビリテーションで行われている運動様式です。有酸素運動は、呼吸で体内に取り入れた酸素を活用し、身体全体を使って行うダイナミックな運動です。具体的には、ウォーキングや自転車運動、水泳などがあります（図6-26）。

運動は、本人に合った強度を調べ、1回あたり30分程度を、週2〜3回のペースで行います。これを運動処方と言います。有酸素運動を、運動処方に基づいて行うことで、運動による合併症の危険が少なくなります。

もう一つは、レジスタンストレーニング（resistance training：RT）です。運動様式としては、無酸素運動に属します。無酸素運動は、筋肉内にある酸素と栄養素を活用して行う、瞬発的な運動です。RTはいわゆる筋力トレーニングのことで、ベッドの周辺で自分の体重や軽い錘を使って行う抵抗運動から、リハビリテーション室でトレーニングマシーンを用いて行うマシーントレーニングまでが含まれます（図6-27）。

以前は、RTは心臓病にはタブーとされていました。RTには**等尺性運動**が含まれるため、血圧の上昇、心不全の症状悪化（増悪）、不整脈出現の危険性が高いと指摘されてきたからです。1976年の**アトキンス**の報

---

memo

日本心臓リハビリテーション学会では、木村登氏の1950年代の先進的業績を称えて、「木村登賞」を創設しました。この賞は、心臓リハビリテーションにおいて学術的、教育的、社会的に大きな貢献をした人に毎年贈られています。

血管疾患
血管に起こる病気をまとめて呼ぶ言い方。

memo

運動の強度は、本人に見合った嫌気性代謝閾値をもとに決定します。これは、心肺運動負荷試験という体力テストから算出される運動強度の目安で、それ以上の負荷がかかると、有酸素運動に無酸素運動が加わり、心血管合併症の危険性が上がるという境界の値です。

等尺性運動
関節を動かさずに、筋肉に負荷をかける運動。筋力増強効果は得られやすいが、血圧が上昇しやすいという欠点がある。
p.73、等尺性筋収縮参照。

アトキンス
イギリスの内科医。

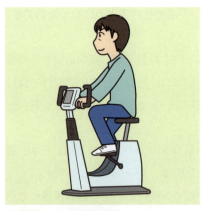
図6-26 有酸素運動の例

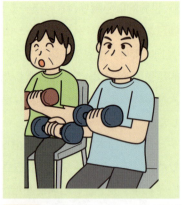
図6-27 レジスタンストレーニングの例

セリ
オーストラリアの医師。

持久力
長時間身体を動かす能力のことで、酸素を取り込む量（酸素摂取量）で評価される。

筋代謝
筋活動のためのエネルギー産生と消費。また、その代謝産物の除去。

告では、手を強く握ること（ハンドグリップ負荷）により、不整脈が増えたと報告されました。しかし、その研究のハンドグリップ負荷は、4分間手を握り締めるというとても強い負荷でした。その後、1980年以降は、負荷の小さい（低負荷な）RTの心臓に対する安全性が報告されるようになりました。2004年に、**セリ**らが中強度負荷でのRTについて検証を行い、心不全患者が、心臓の状態が急激に悪化する事故（心事故）を起こすことなく、運動機能を改善できることを証明しました。

有酸素運動が酸素摂取量という**持久力**の向上につながるとすると、RTは筋力の向上や**筋代謝**の改善に有効です。両方の運動療法を上手に組み合わせることで、運動療法の相乗効果が期待できます。今では、心臓リハビリテーションのガイドラインにも、RTを行うことが明記されています。

「心臓が悪いから運動をしてはいけない」のではなく、むしろ「心臓が悪いのであれば運動はしたほうがよい」のです。大切なのは、心臓病がどういう状態であるかを把握し、現在の運動能力がどのくらいあるか（つまり適切な運動範囲はどのあたりか）を評価することです。そして、それに見合った内容の運動を続けることで、心臓病があっても元気に長生きをすることができるようになるのです。

心臓リハビリテーションは、いつごろからするの？

心臓リハビリテーションは、日本では、6つの疾患（狭心症、心筋梗塞、心臓術後、慢性心不全、大動脈解離などの大血管疾患、末梢血管疾患）に、健康保険が使えます（保険診療の適用）。

表6-7のように、病気によって開始時期や開始時のリハビリテーション内容は違いますが、寝たきりによる合併症を防ぐために、心臓リハビリテーションには、入院早期から取り組むようになっています。病気の

状態（病態）が不安定でなければ、治療の翌日から心臓リハビリテーションが始まることも少なくありません。

　心臓リハビリテーションは、運動だけでなく、食事療法、薬物療法、カウンセリングや心理療法、**疾患教育**などからなるプログラムです。その目的は、体力の回復や運動機能の向上だけでなく、突然死や心臓病の再発を防ぐことです。入院期のリハビリテーションの目的は退院ですが、その後のリハビリテーションは、再発防止と生命予後の向上に向けて、日常生活の改善や社会参加を積極的に行います。そのため、リハビリテーションはその後もずっと続き、生活に即して発展的に行われます（**図6-28**）。

> **疾患教育**
> 病気についての正しい知識を身につけたり、食事療法や禁煙の行い方、日常生活の注意点などを教えること。

表6-7　心疾患と心臓リハビリテーションの開始時期

	狭心症	心筋梗塞	心臓術後	慢性心不全	大血管疾患	末梢血管疾患
開始時期	カテーテル治療終了翌日	治療済みで安定したとき（主に1〜2日目）	術後翌日で安定したとき	病態が安定したとき	血管置換術後もしくは血圧安定後	病態が安定したとき
開始時の主な内容	病棟での歩行練習	ベッドでの座位	ベッドでの座位	座位、歩行練習	ベッドでの座位	歩行練習
注意	胸痛の再発	不整脈、胸痛	出血、不整脈、疼痛*	息切れ、呼吸苦	血圧上昇、疼痛*	下肢の疼痛*

＊ジンジン、ピリピリといった、うずくような痛みのこと。

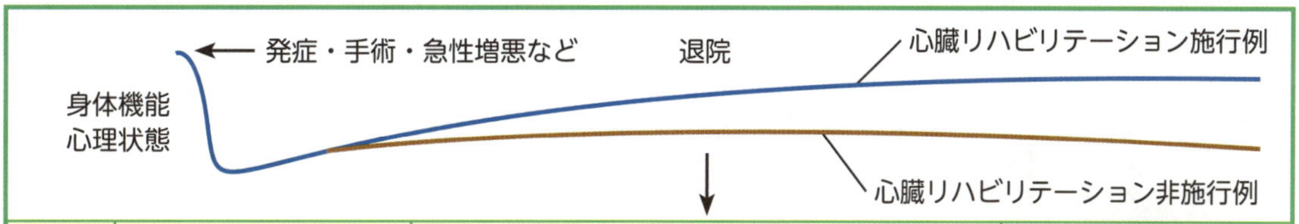

区分	第Ⅰ期	第Ⅱ期		第Ⅲ期
時期	急性期	前期回復期	後期回復期	生活期（維持期）
場所	ICU/CCU	一般循環器病棟	外来・通院リハビリテーション	地域の運動施設
目的	日常生活への復帰	社会生活への復帰	社会生活への復帰　新しい生活習慣	快適な生活　再発予防
主な内容	機能評価　療養計画　床上理学療法　座位・立位負荷　30〜100m歩行試験	病態・機能評価　精神・心理評価　リハビリテーションの重要性啓発　運動負荷試験　運動処方　生活一般・食事・服薬指導　カウンセリング　社会的不利への対応法　復職支援	病態・機能評価　精神・心理評価　運動負荷試験　運動処方　運動療法　生活一般・食事・服薬指導　集団療法　カウンセリング　冠危険因子*是正	よりよい生活習慣の維持　冠危険因子*是正　運動処方　運動療法　集団療法

図6-28　心臓リハビリテーションの時期的区分　　＊冠動脈に動脈硬化を起こす要因のこと。

心臓リハビリテーションって、家でもできるの？

先に述べたとおり、心臓リハビリテーションは、生活期（維持期）においても続けていくものです。自分の年齢、体力や心臓病の病態を把握するだけでなく、それ以外にも日常生活、家庭環境、仕事、趣味、性格など、さまざまな要素を考えて、その人なりに楽しく心臓リハビリテーションを続けられるように調整していくことが大切です。

●年齢が若くて自分で動ける人

若くて仕事がある人は、可能な範囲で仕事に戻り、通勤の時間や休日などを利用して、計画的に無理のない運動を日常生活の中へ取り込んでいくことが、リハビリテーションを続けるコツです。運動療法は、有酸素運動が適しています。特にウォーキングは、手軽で続けやすい有酸素運動なのでお勧めです。スポーツの趣味があれば、種目にもよりますが、心臓病の程度に合わせて行うことも、運動を続ける一つの方法です。

●高齢だが自分で動ける人

高齢でも自分で動ける人は、ウォーキングなどに出かけるとよいでしょう。続けることを考えると、スポーツ施設や介護予防施設などで運動仲間を作るのもお勧めです。仲間で支え合うことが励みになり、心臓リハビリテーションが続けやすくなります。例えば、NPO法人**ジャパンハートクラブ**による運動教室などがあります。

また、介護保険による**介護予防サービス**を上手に利用して、運動や社会参加の機会を失わないようにしていくことも大切です。

●高齢で自分では動けない人

高齢者の中には、脳卒中による運動麻痺や、骨や関節の病気による筋力の低下などで、自分で運動ができず、自宅療養をしている人もいます。こうした人は、十分な運動療法を行うことができないので、これまで心臓リハビリテーションは適さない（不適応）とされてきました。しかし、今の超高齢社会では、このような人は少なくありません。そこで最近では、こうした人たちに対して、地域の訪問リハビリテーション関連医療職によって、日常生活を取り戻したり、心不全の再発を予防したりする取り組みが、少しずつ行われるようになってきています（図6-29）。

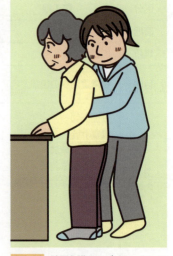

図6-29 訪問心臓リハビリテーションの取り組み

> **memo**
> カウンセリングや心理療法で、仕事復帰についてアドバイスしたり、不安や憂うつな気分など、心理的な問題を治療します。

ジャパンハートクラブ
運動療法や心臓リハビリテーションの普及を目的として設立されたNPO法人。

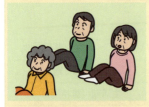

介護予防サービス
要支援1、2と認定された人が受けられるサービス。要介護状態になるのを防ぐためのもので、介護予防通所リハビリテーションなどがある。

5 摂食嚥下リハビリテーション

◆ 摂食嚥下ってどういう意味？

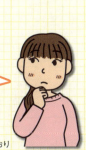
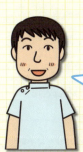

「摂食嚥下」って、字もむずかしいし、すごくむずかしい言葉に聞こえるんですけど、何のことですか？

「摂食」は食べ物を体内にとり入れる、「嚥下」は食べ物を口から食道を通して胃へ送ることだよ。簡単にいうと「食べる」っていうことだね。

かおり　　仁徳先生

食べ物が胃に入るまでのプロセスは？

「食べる」ということは、単なる嚥下運動だけではありません。「食事をする」といえば生活の一部ですし、「栄養素を摂る」といえば生きていくために不可欠なことというように、多くの意味合いをもっています。リハビリテーションの世界では、このすべての意味を「摂食嚥下」という言葉で表しています。

例えば、バナナを食べるときには、口に入れる前に、まず目の前にあるバナナを見て、「おいしそう」とか「食べられるかな」などと考えると思います。つまり、摂食嚥下は、食べ物を見て確認することから始まります。その後、皮を剥いてバナナを口の中に入れ、歯や舌を使ってよく噛み（咀嚼）、飲み込める状態にして、口（口腔）から咽頭に送り込みます。

咽頭は、鼻腔、口腔から続く部分で、喉頭や食道につながります。喉頭は、気管の入り口にあたる部分です（図6-30）。

食塊（食べ物の塊）が咽頭まで送り込まれると、反射的な無意識の運動（嚥下反射）によって、食道に送られます。あとは、食道の筋肉の細かい動き（蠕動運動）で、胃まで送り込まれます。図6-31に示すように、摂食嚥下には5つの期があります。

嚥下運動
口に入れたものを飲み込んで、胃に送り込むまでの運動。

口腔
口からのどに入るまでの部分。

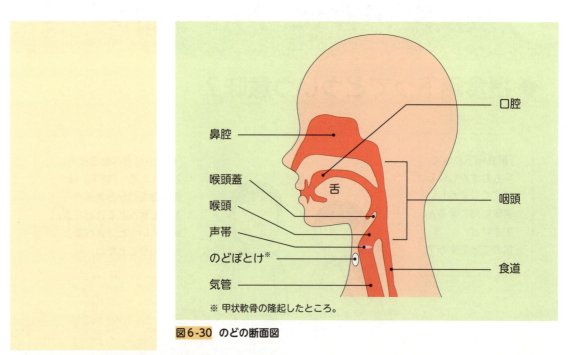

図6-30 のどの断面図

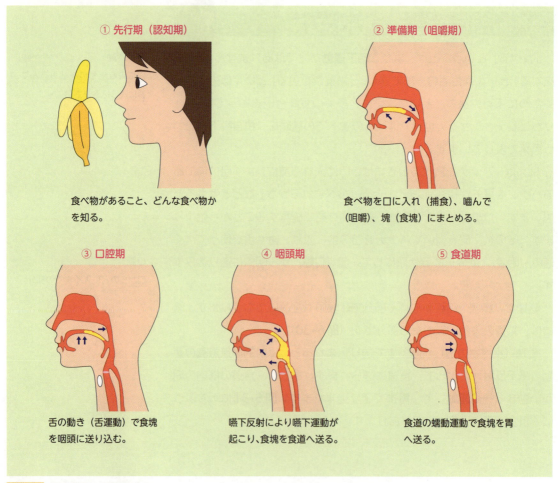

図6-31 摂食嚥下の5期モデル

98

◆好きな食べ物が食べられなくなる？

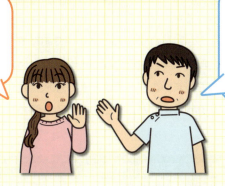

摂食嚥下がうまくいかないと、どうなるのですか？

食べ物が食道に入らず、気管に入ってしまうよ。好きな食べ物を食べられなくなることもあるんだ。

摂食嚥下障害ってどういうこと？

　摂食嚥下がうまくいかないことを、摂食嚥下障害（嚥下障害）と言います。嚥下運動がうまくいかず、食べ物が咽頭から食道ではなく、喉頭を通って気管に入ってしまうと、呼吸ができなくなります。これを誤嚥と言います（図6-32）。

　誤嚥は、肺に炎症を引き起こし、誤嚥性肺炎と呼ばれる大きな病気につながってしまいます。また、食べ物が喉頭に蓋をしてしまうと、息ができなくなり、窒息してしまいます。どちらにしても、死亡の原因となる可能性があります。

　それだけではありません。食べられない状態が続くと、エネルギーの

> **memo**
> ここでいう「食べ物」には、液状のものも含みます。

食べ物が食道ではなく気管に入って気管をふさぐと窒息する。気管から肺に入ると肺炎を起こす。食べ物だけでなく、細菌を含む唾液が気管に入って肺炎が起こることも多い。

- 咽頭
- 食べ物の動き
- 声帯
- のどぼとけ
- 食道
- 気管（肺へつながる）

図6-32　誤嚥の起こり方

元である栄養素が体内に入らないことになります。また、水分が摂れないと、脱水という状態になってしまいます。どちらも、重くなると命にかかわります。

摂食嚥下障害には、また違った面もあります。摂食嚥下ができないということは、食事ができなくなるということです。できたとしても、食べられるものが制限されてしまいます。食事が摂れないと、退院できなくなるかもしれません。また、食事ができなければ、外出できなかったり、職場や学校に行けなかったりというように、社会生活が大きく制限されてしまいます。何よりも、家族と食卓を囲めず、恋人や友だちとも外食できないなど、人生の楽しみを奪われてしまいます。

摂食嚥下障害の原因は？

摂食嚥下障害の原因はさまざまです。摂食嚥下の5期モデル（p.98、図6-31）のどこがうまくいかなくても、摂食嚥下障害は起こります。

何らかの原因で意識障害が起きたり、認知症が強くなったりすると、先行期で障害が出て、摂食嚥下障害が起こります。また、虫歯（う歯）や歯周炎で食べ物が噛めなければ、準備期に障害が出ます。舌がんの手術後やパーキンソン病などの神経の病気では、口腔期に障害が出ます。咽頭の炎症、がん、脳卒中で嚥下反射が低下したり、嚥下に関係のある神経が麻痺したりした場合は、咽頭期に障害が出ます。さらに、食道がんなどで食べ物が食道をうまく通過できなくなると、食道期に障害が出て、摂食嚥下障害が起こります（表6-8）。

表6-8 摂食嚥下障害を起こす疾患

1 機能的障害	・脳疾患：脳卒中、脳腫瘍など ・神経変性疾患：**ALS**、**パーキンソン病**、**多系統萎縮症**など ・末梢神経障害：**ギランバレー症候群**、**反回神経麻痺**など ・筋疾患：**重症筋無力症**、**多発筋炎**、**筋ジストロフィー**など ・廃用症候群 ・薬剤の副作用
2 器質的障害	・嚥下関連器官の腫瘍、炎症 ・嚥下関連器官の外傷、手術後 ・**食道憩室**・狭窄
3 神経心理的障害	・認知症、高次脳機能障害、感情失禁 ・うつ、拒食 ・てんかん性障害

ALS
筋萎縮性側索硬化症。神経の働きが悪くなり、手足、のど、舌や、呼吸にかかわる筋肉などがやせて力が弱くなる病気。

パーキンソン病
脳内の神経細胞の一種が減少し、手のふるえなどが起こる病気。

多系統萎縮症
中枢神経のいろいろなところが変性する病気。筋肉がこわばり、話したり、歩いたりすることが困難になるなどの症状が見られる。

ギランバレー症候群
運動や感覚などにかかわる神経などの働きが悪くなる病気。

反回神経麻痺
声帯を動かす神経が麻痺した状態。

重症筋無力症
神経と筋肉のつながりが壊れる病気。

多発筋炎
身体を動かす筋肉が傷つく病気。

筋ジストロフィー
筋肉が変性したり壊死したりする病気。

食道憩室
食道の壁が外側にふくらんだ状態。

◆ 摂食嚥下障害のリハビリテーションはどのように行うの？

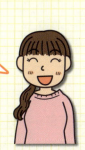
摂食嚥下障害についてはよくわかりました。どうやって治療するのですか？

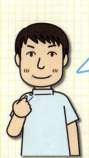
まず、元になっている病気を治療すること。あとは、やっぱりリハビリテーションが大切だね。

摂食嚥下障害のリハビリテーションの種類は？

　嚥下反射を改善し、誤嚥の予防に効果があるとされる薬はありますし、嚥下機能を高め、誤嚥を防ぐための手術も行われます。しかし、いずれについても、それらと併せてリハビリテーションを行わないと、効果は上がりません。

　リハビリテーションは、食形態調整・姿勢調整・機能訓練の3つが基本となります。

● **食形態調整**

　食べ物は、その形態によって飲み込みやすさが違ってきます。一般的に、水溶物は固形物に比べ、誤嚥の原因となります。そのため、水分に**増粘剤**（ぞうねんざい）と呼ばれるものを混ぜて、トロミをつけたりします。一番安全なのは離水しない（水分が流れ出さない）ゼリーで、少しずつ形態を通常のものに近づけていきます。これが食形態調整です。

● **姿勢調整**

　姿勢も嚥下に影響します。いすにしっかり座り、身体を起こした姿勢と、ベッドを30°くらい起こしたリクライニングの姿勢では、どちらが安全だと思いますか？

　病態によって違いますが、ベッドを30°くらい起こしたリクライニングの姿勢のほうが誤嚥しにくいことが多いため、30°くらいから少しずつ身体を起こしていくようにします。そのほかに、横向きで食べたりすることもあります。これが姿勢調整です（図6-33）。

増粘剤
摂食嚥下障害のある人にとって飲み込みにくい、サラサラした食材に混ぜることでトロミをつけ、口の中でまとまりやすくする。トロミ調整食品とも呼ばれる。

6章 身近なリハビリテーション

❺ 摂食嚥下リハビリテーション | 101

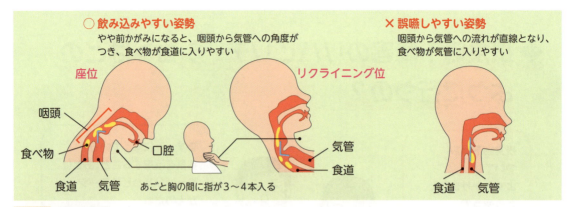

図6-33 姿勢の調整

● 機能訓練

　機能訓練には、嚥下運動で働く舌や口腔、咽頭などの筋力強化や、嚥下反射を起こしやすくするためにのどを冷たいものでマッサージするなど、いろいろな訓練があります。また、口腔の衛生状態をよくするための口腔ケアも大切で、これも訓練の一つと言ってよいでしょう。これらの機能訓練を行いながら、食べ物の形態や食べるときの姿勢を徐々に通常の状態に戻していくのです。

誰がリハビリテーションを進めてくれるの？

　日本で摂食嚥下障害のリハビリテーションを主に担当している専門職は、言語聴覚士です。言語聴覚士が中心となって、摂食嚥下障害のリハビリテーションを行っている施設は多くあります。

　また、食事は日常生活の一部ですから、看護師の役割も重要です。さらに、筋力強化だけでなく、姿勢や呼吸などについては理学療法士、摂食動作などについては作業療法士の関与も必要となります。ちなみに、日本の医療保険制度では、医師・歯科医師、もしくは医師・歯科医師の指示のもとに、言語聴覚士、看護師、准看護師、歯科衛生士、理学療法士または作業療法士が摂食機能療法を行った場合、診療報酬を得ることができます（2017年8月現在）。

　しかし、実際にリハビリテーションを行うのは、あくまでも患者さん本人です。患者さんを中心に、医師・歯科医師・言語聴覚士・理学療法士・作業療法士・看護師・歯科衛生士・栄養士などのさまざまな職種が、力を合わせてリハビリテーションを進めていくことが求められるのです。リハビリテーションはチーム医療が重要だと言われますが、摂食嚥下障害のリハビリテーションはその代表と言っても、決して言い過ぎではないでしょう。

> **memo**
> 摂食機能療法で算定される診療報酬の点数にはなりませんが、食事の提供には管理栄養士の力が必要です。

6 小児のリハビリテーション

◆ 子どもにはどんなリハビリテーションが必要なの？

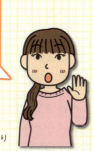

先生、
子どもの病気でも
リハビリテーションが
必要な場合って
あるんですか？

かおり

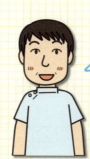

リハビリテーションと
いうと、高齢者や中年層の
イメージがあるよね。
でも、子どもの
リハビリテーションも
重要な位置を占めて
いるんだ。

仁徳先生

リハビリテーションが必要になる子どもの病気は？

リハビリテーションを必要とする子どもの病気（疾患）は、その原因によって、大きく4つに分けられます（表6-9）。また、原因がどこにあるかによって、出てくる障害が違ってきます。成人の場合、リハビリテーションは後遺症として残った障害を対象に進めていくことが多いのですが、子どもの場合は、成長に伴って出てくる障害も対象になります。成長過程にあるため、長い時間をかけてかかわっていく必要があります。

リハビリテーションが必要な病気とわかるのはいつ？

赤ちゃんは、3か月ごろに首がすわり、その後、寝返り・おすわり・はいはいを経て、1歳すぎに歩き出します。そして、ものまねから始まり、言葉を覚え、幼稚園に上がるころには身のまわりのことがほぼ自分でできるようになります（図6-34）。

このような発達には個人差があり、環境にも影響されます。このため、病気や遅れといった診断にも慎重な配慮が必要です。歩けるようになるのか、しゃべれるようになるのかといった将来像も、すぐには判断できない場合もよくあり、子どもの病気の診断はむずかしいのです。

生まれてきたときに病気だとわかっている場合もありますが、必ずわかるというわけではありません。発達の遅れや異常が続くと、「障害」という判定を受けることになります（図6-35）。

右内反足
p.104、表6-9参照。

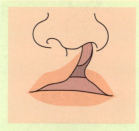

口唇口蓋裂
p.104、表6-9参照。

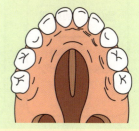

6章 身近なリハビリテーション

6 小児のリハビリテーション | 103

表6-9 リハビリが必要になる子どもの病気

脳・脊髄の神経（中枢神経系）に原因がある場合 *障害の部位や程度によって、運動や感覚の障害、知的障害、言語障害などを伴う	脳性麻痺	赤ちゃんが母親のおなかにいるときなどに脳が障害されて、運動障害が起こる
	脳炎後遺症	脳にウイルスや細菌などが感染するのが脳炎で、治ったあとに運動機能や知能に障害が残ることがある
	二分脊椎	赤ちゃんが母親のおなかにいるとき、中枢神経がうまく作られず、脊髄が背骨（脊柱）の外に出た状態で生まれる
	発達障害	脳の発達が通常とは違っていて、コミュニケーションや人とのかかわり方などに不都合や支障が生じる病気。自閉スペクトラム症、注意欠陥・多動性障害などが含まれる
	脳腫瘍	脳のがん
	交通事故の後遺症	交通事故で中枢神経系に障害が残った状態
筋肉や筋肉の動きに関係する神経（末梢神経）に原因がある場合 *運動障害、場合によっては感覚の障害を伴う	進行性筋ジストロフィー	身体を動かす筋肉（骨格筋）が変化したり死んだりする。その結果、運動機能が低下したり、萎縮したりする
	脊髄性進行性筋萎縮症	脊髄の一部の細胞が変化して、筋肉が萎縮し、筋力が低下する
	分娩麻痺	赤ちゃんが生まれてくるときに、身体の一部が圧迫され、末梢神経が傷ついて腕などに麻痺が起こる
筋肉や骨・関節ができるとき（発生過程）に原因がある場合 *骨や関節の変形があり、運動障害が主体となる。また、口（口腔器官）に変形が起こると、ミルクがうまく飲めなかったり、呼吸がうまくできなかったりするほか、発音の障害などを伴う	先天性股関節脱臼	太ももの付け根の骨が、骨盤の骨から外れている状態
	内反足	足の裏や先が内側を向く状態
	側弯症	背骨（脊柱）が横に曲がっている状態のこと
	骨形成不全	骨が弱く骨折しやすく、骨が変形しやすい病気
	口唇口蓋裂	唇や上あごが裂けている状態のこと
遺伝性疾患・生まれつきの遺伝子の異常（染色体異常）が原因の場合 *運動発達や言語発達など全体的な発達の遅れと、手足や顔面の器官の形の異常（奇形）、視力障害、心臓など内臓の奇形を伴うことがある	染色体異常（ダウン症候群など）	染色体の異常で、知的障害、心臓の形の異常、血液の異常などが起こる
	上記以外の遺伝性疾患	
	原因不明の精神発達遅滞	

※中枢神経については、5章p.46参照。

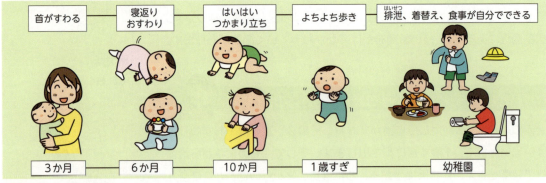

図6-34 子どもの発達

胎内にいる時期	生まれてから比較的早期	生まれてしばらくしてから診断	乳幼児期・学齢期
ダウン症候群 四肢先天性奇形 二分脊椎 口蓋裂	脳性麻痺 分娩麻痺	進行性筋ジストロフィー 胎内での感染症 脳性麻痺（原因は胎内）	交通事故の後遺症 腫瘍性の疾患 脳炎の後遺症 脳梗塞など

図6-35 子どもの病気が発見される時期

◆ 子どものリハビリテーションはどのように行うの？

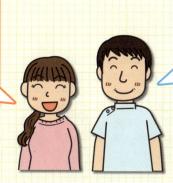

子どものリハビリテーションはいつごろから始めるのがいいのでしょうか？リハビリテーションでは、どんなことをするんですか？

子どもの運動や言葉の発達が遅れる状態が続く（障害）と予想される場合は、医師の判断に従い、理学療法士、作業療法士、言語聴覚士、義肢装具士がリハビリテーションにかかわっていくよ。

子どものリハビリテーションはいつから始めるの？

●新生児集中治療室でのケア

最近では新生児医療が進んでおり、出生体重が500gといった小さい赤ちゃんでも、NICU（新生児集中治療室）で治療など（管理）が行われ、命が助かることが増えました（**図6-36**）。その反面、脳性麻痺や発達障害といった後遺症を残す割合が増えています。NICUでは、赤ちゃんのケア（扱い）そのものがリハビリテーションと言えます。

> **memo**
> すべての赤ちゃんがNICUに入るわけではありません。発達の遅れや異常が発見された時点から、必要に応じてリハビリテーションが始まります。

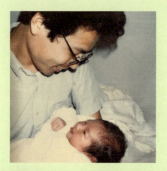

成熟児
10か月間おなかで育った場合、体重はおよそ3,000g。すぐに抱っこされ、自分で呼吸し母乳も飲むことができる

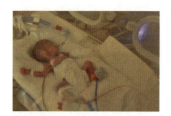

保育器に入っている未熟児
6か月で生まれた場合、体重はおよそ700g。保育器の中で呼吸するための管や点滴、心電図などのモニターで見守られている。まだ肺で呼吸することはできず、母乳を飲む（哺乳）ための反射も未発達

NICUでのケア（例）
・保育器の中は、温度や音や光を調節して母親の胎内と同じようなおだやかな環境になっている。赤ちゃんの体温が下がらないように調整され、姿勢のケアも行われる
・自分の肺で呼吸し、哺乳反射*で母乳を飲むことができるようにケアが行われる
・保育器から出られるようになったら、母親との接触の時間を増やしていく。愛情は相互作用で生まれるものなので、赤ちゃんだけではなく母親にとっても接触の時間は大切
・お湯の中で赤ちゃんの身体を洗うこと（沐浴）や哺乳などの世話を通して愛着が芽生える

＊ 口や唇に触れると、乳首を吸い母乳を飲もうとする反射的な動き

図6-36 リハビリテーションはNICUでの赤ちゃんケアから始まる

●発達の遅れや異常がわかったら

　リハビリテーション外来のある病院や発達支援センターに通い、リハビリテーションが行われます。ここでは、医療型の発達支援センターのリハビリテーションの内容を紹介しましょう。障害の程度や種類はさまざまですが、理学療法士、作業療法士、言語聴覚士などによる個別の支援や、保育士による集団での支援が行われます（図6-37、図6-38）。

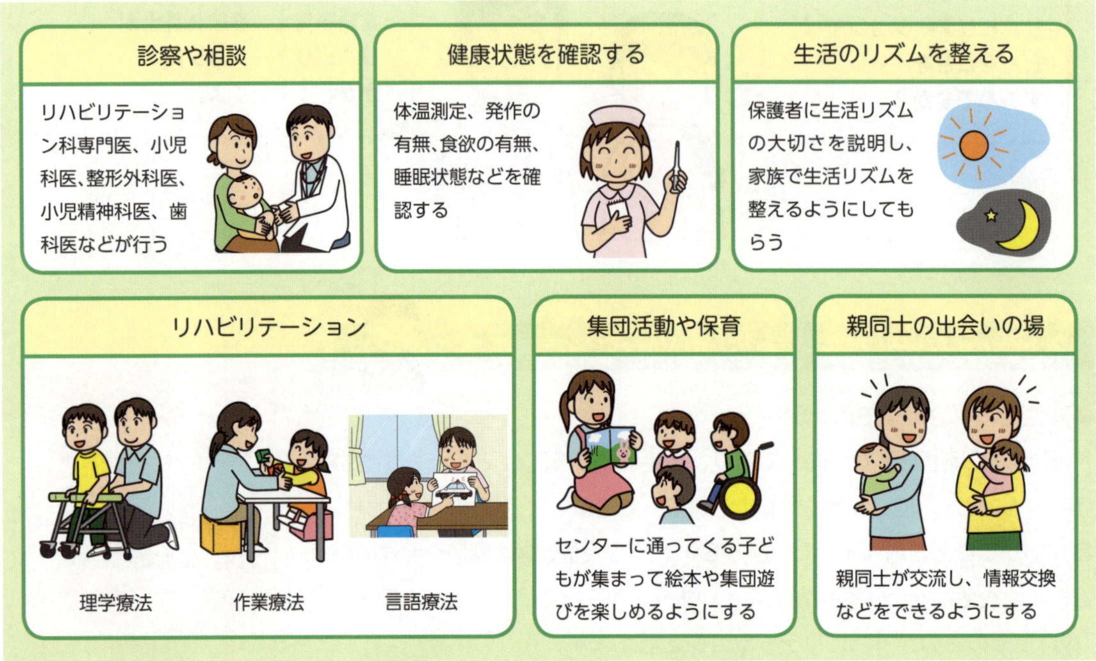

診察や相談	健康状態を確認する	生活のリズムを整える
リハビリテーション科専門医、小児科医、整形外科医、小児精神科医、歯科医などが行う	体温測定、発作の有無、食欲の有無、睡眠状態などを確認する	保護者に生活リズムの大切さを説明し、家族で生活リズムを整えるようにしてもらう

リハビリテーション	集団活動や保育	親同士の出会いの場
理学療法　作業療法　言語療法	センターに通ってくる子どもが集まって絵本や集団遊びを楽しめるようにする	親同士が交流し、情報交換などをできるようにする

図6-37 発達支援センターで行われている支援（リハビリテーション）プログラム

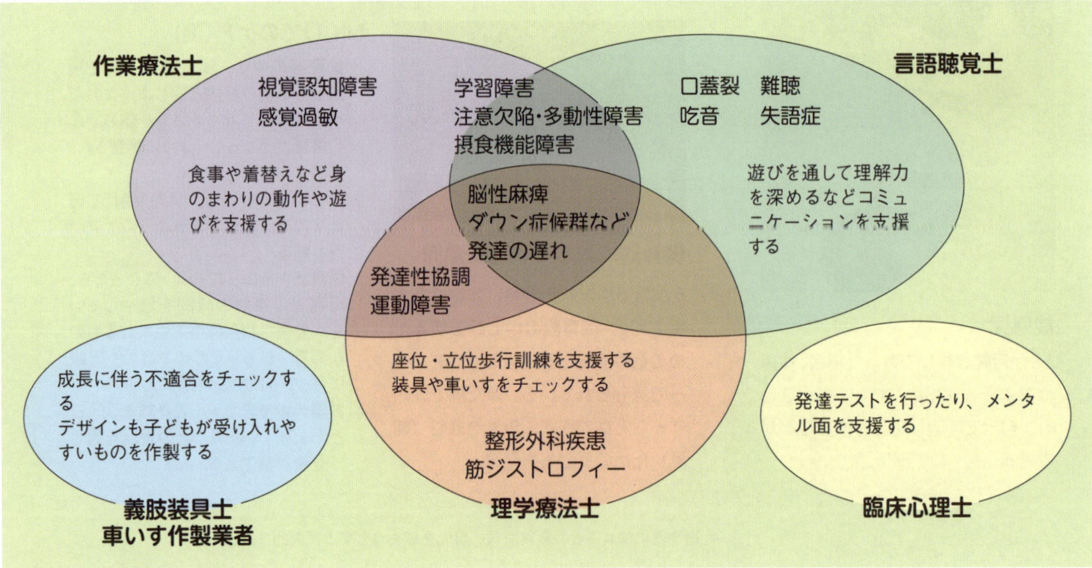

作業療法士　　　　　　　　　　　　　　　　　　　　　言語聴覚士

- 視覚認知障害
- 感覚過敏
- 学習障害
- 注意欠陥・多動性障害
- 摂食機能障害
- 口蓋裂　難聴
- 吃音　失語症

食事や着替えなど身のまわりの動作や遊びを支援する

脳性麻痺
ダウン症候群など
発達の遅れ

遊びを通して理解力を深めるなどコミュニケーションを支援する

発達性協調
運動障害

座位・立位歩行訓練を支援する
装具や車いすをチェックする

整形外科疾患
筋ジストロフィー

成長に伴う不適合をチェックする
デザインも子どもが受け入れやすいものを作製する

発達テストを行ったり、メンタル面を支援する

**義肢装具士
車いす作製業者**　　　　　**理学療法士**　　　　　**臨床心理士**

図6-38 各専門スタッフの対象とする病気・障害と役割

106

子どもでも大人と同じリハビリテーションなの？

　大人とは違い、リハビリテーションを行うとき、まだ指示をよく理解できない子どももいます。そのような子どもに対しては、まず運動の発達、手の発達、言葉の発達、遊びの発達、社会性の発達などがどの程度なのかを評価して、必要な課題を見つけていきます。また、関節の変形の状態を把握するために、X線写真を参考にします。また、保護者から話を聞き、育児の中で今まさに困っていることを確認していきます。重症の子どもは、呼吸状態や食事がどの程度摂れるのかといったことも評価します。

　子どもとのコミュニケーションも大切です。子どもの意欲（モチベーション）が大事になるため、年齢に合った遊びやゲームの要素を、リハビリテーションに多く取り入れていきます。

　ここでは、症状など（臨床像）の複雑な脳性麻痺を取り上げましょう。合併症や障害の重さにより、走り回っている患者さんから、寝たきりで口から食事ができず、チューブを使って栄養を補っている（経管栄養）患者さんまで、さまざまです（図6-39）。

　図6-40は、現在、世界的に共通して使われている、移動手段を主とした**粗大運動**能力の分類（粗大運動能力分類システム）です。

　また、図6-41、図6-42に子どものリハビリテーションの具体例を示しました。脳性麻痺の具体例と、二分脊椎、注意欠陥・多動性障害、口唇口蓋裂の例です。

> **memo**
> 中枢神経系や筋肉の病気の中には、進行していく病気もあります。
> 病気が重くなると、立てない・座れないだけでなく、呼吸や食べるための働きにも障害が出てきます。このような場合には、生命の維持を目的として呼吸や嚥下のリハビリテーションを行います。

粗大運動と**微細運動**
粗大運動は、寝返り、はいはいなど、体幹上下肢の大きな運動。
微細運動は、物をつまんだり、はしを使うなどの細かい運動。

脳性麻痺は、麻痺のタイプ、運動障害の重さ、障害のある部位などによって分類される。
それぞれが個性的で、発生は1,000人におよそ1〜2人とされる。

麻痺のタイプ分け

痙直型	アテトーゼ型
筋肉の緊張が高くなり動きに乏しいタイプ	不随意運動を伴って余分な動きが出てしまうタイプ

例えば、痙直型両麻痺は、早産で脳の血管が未熟なことによる脳室周囲白質軟化症が原因であることが多い

障害のある部位による分類

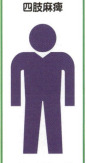
四肢麻痺
両側の上肢・下肢・頭部・体幹

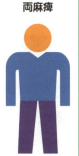
両麻痺
両側の下肢または上肢と体幹

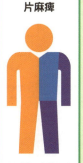
片麻痺
同じ側の上肢と下肢（と体幹）

随伴障害の種類

合併症	二次障害
知的障害 てんかん 視力障害 言語障害 聴力障害 嚥下障害	股関節脱臼 脊柱側弯 筋肉の短縮 変形 呼吸障害

運動障害の重さによる分類

粗大運動能力分類システムの5つのレベル（Ⅰ〜Ⅴ）

図6-39 脳性麻痺の複雑な症状（臨床像）

レベルⅠ	レベルⅡ	レベルⅢ	レベルⅣ	レベルⅤ
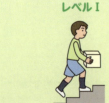		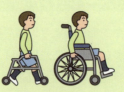		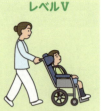
最高レベルの移動手段：制限なく歩ける	歩けるが制限がある	手で移動器具を持って歩くことができる	かなり制限があるが自力でも移動できる	移動は車いすなどで介助が必要

図6-40 粗大運動能力分類システム※（移動手段を中心に分類）
※ Gross Motor Function Classification System。脳性麻痺の重症度の分類のこと。略称はGMFCS。

6歳女子
痙直型麻痺　GMFCS Ⅱ

一人で歩けるが、最近になってかかとがまったく着かなくなり、小学校では階段の上り下りで転倒などの危険があり心配されている

【具体例】
- 整形外科医が、ふくらはぎの筋肉を伸ばす手術を行う
- 理学療法士が、歩行練習や階段昇降練習などを行う
- 義肢装具士が、短下肢装具を作製する

3歳男子
痙直型四肢麻痺　GMFCS Ⅳ

座位がまだ不安定だが、何でも自分でやりたがる。食事は自分で食べたい

【具体例】
- 理学療法士が、座位バランスの練習を行う
- 作業療法士が、持ちやすいようにスプーンとフォークを改良
- 義肢装具士が、座位保持装置を作製

12歳男子
アテトーゼ型　GMFCS Ⅴ

首はすわっておらず、食事は胃ろうから。呼吸も苦しいが、コミュニケーションはとりたい

【具体例】
- 言語聴覚士が、iPadアプリを導入する
- 作業療法士が、iPad入力スイッチを検討する
- 理学療法士が、腹臥位での呼吸訓練や排痰を行う

 短下肢装具　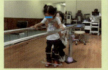 歩行練習　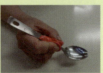 介助スプーン　 座位保持装置　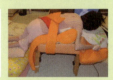 痰が出やすい姿勢

図6-41 脳性麻痺のリハビリテーションの具体例

11歳男子
二分脊椎（下肢麻痺）

身体が大きくなり車いすが小さくなってきた。車いすバスケットボールを本格的にやりたい

【具体例】
- リハビリテーション科専門医が、バスケットボールのやりやすい車いすを処方
- 理学療法士が、残存している上肢・体幹の筋力強化、車いす操行練習を行う

5歳男子
注意欠陥・多動性障害

幼稚園でじっといすに座っていることや、先生の話を注意して聞くことができない

【具体例】
- 作業療法士が、しっかり見ることやバランスの練習を行う
- 言語聴覚士が、集中できる環境で興味をもたせ、理解力を高める

3歳女子
口唇口蓋裂

5か月で口唇形成術、2歳で口蓋形成術を受けたが、発音が鼻に抜けてはっきりしない

【具体例】
- 言語聴覚士が、発音の練習を段階的に行う。必要に応じて発達全般をチェックする

 プッシュアップ訓練　 理解できないと集中できない　 正常　 鼻咽腔の閉鎖不全

図6-42 その他の疾患のリハビリテーションの具体例

◆ 子どものリハビリテーションはいつまで続く？

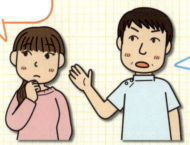

子どもは成長していきますが、いつまでリハビリテーションが続くのでしょうか？

成長期には、大きくなる身体に合わせてリハビリテーションしないとね。それに、大人になってもリハビリテーションは必要だよ。

成長してもリハビリテーションが必要？

学校に上がったあと、特別支援学校では、自立活動の時間にもリハビリテーションを受けることができます。通常学級や特別支援学級に通う場合は、近隣の発達支援センターや病院でリハビリテーションが続けられます。最近では、放課後のデイケアでもリハビリテーションを受けられるようになってきました（図6-43）。

●成人後のリハビリテーション

子どものリハビリテーションは、成長していく身体と追いかけっこするようなものです。身長、体重が増えると、うまく歩けなくなったり、変形が進んだりするため、成長期こそリハビリテーションが必要になります。成人になってからは、特に元の障害が原因で起きる障害（二次障害）への対応がリハビリテーションの中心になります。

> **memo**
> 障害が重い子どもは、かぜをひいたりすると、命が危なくなる場合もあります。そのため、障害によっては、家庭での訪問リハビリテーションを受けられます。また、入院中の小学生・中学生は、院内学級を利用することができます。

図6-43 特別支援教育の種類とリハビリテーションを受けられるところ

6章 身近なリハビリテーション

6 小児のリハビリテーション

> **memo**
> 二次障害には、多い順に、体力の低下、緊張の増強、姿勢の悪化、関節の動きの低下、筋力低下、動作のしづらさ、食事のときにむせる、腰痛、肩こり、変形、首の痛み、噛みにくいなどがあります。このほかに、肥満やうつ傾向などもあります。

> **memo**
> 障害に関するウェブサイトには、次のようなものがあります。
> ・日本肢体不自由児協会
> ・日本二分脊椎症協会
> ・日本筋ジストロフィー協会
> ・難病情報センター
> ・日本ダウン症協会
> ・日本発達障害ネットワーク

　40歳以上の脳性麻痺を対象とした調査では、最も良好なときの機能がほぼ維持できている割合は、粗大運動能力分類システム（GMFCS）のレベルⅠで30%、レベルⅡで48%、レベルⅢで9%、レベルⅣで67%だったという報告があります。また、このような移動能力の低下は、30歳代、40歳代で起こってくると言われています。

　二次障害への対応は、まだ十分とは言えません。医療の進歩で障害のある人の寿命もますます延びることが考えられるため、体力維持や生活習慣病予防も考えた対策が必要となってきています。

● **保護者への対応**

　保護者には、まずは家庭での様子を聞き、心配事などに共感することが大切です。できる限り本音で接してもらえるような関係を作るようにしましょう。子どものよいところを伝え、保護者が、その子自身の成長に目を向けられるよう支援していきます。保護者は子どもの病気やリハビリテーションについてインターネットなどで手軽に情報を得ることができます。情報を一緒に整理して、チームスタッフで方向づけをサポートしましょう。

　また、同じような子どもをもつ仲間や先輩と出会うことも支援します。障害に応じた保護者の会などを紹介するとよいでしょう。障害者スポーツへの参加や、乗馬、水泳、音楽など、地域の活動への参加も勧めます。

● **家庭でのリハビリテーション**

　家庭でのリハビリテーションは、「食事や着替えなど必要不可欠なもの」、「遊びや手伝い」、「外出しての参加」の3つに分けられます（**図6-44**）。また、宿題という形で課題を与えることもあり、保護者の協力が不可欠です。

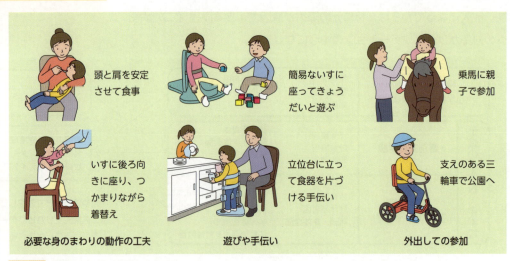

図6-44　家庭でのリハビリテーション

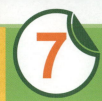

7 がんのリハビリテーション

◆ がん患者さんにもリハビリテーションが必要なの？

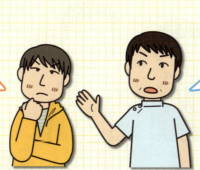

「がん」には不治の病というイメージがあります。がん患者さんにもリハビリテーションが必要なのでしょうか？

翔太

2人に1人はがんにかかる時代。
がんの治療を受けながら生活している人がたくさんいるんだ。
そんな人たちにとって、リハビリテーションは重要だよ。

仁徳先生

リハビリテーションは、がんの人の役に立つの？

　がんの患者さんは痛みなどの症状、手術や薬による治療（**抗がん剤治療**）などで体力が低下し、回復に時間がかかることがあります。また、手術の内容によっては身体の働きの障害（機能障害）を生じることもあります。そのため、リハビリテーションは重要です。

　例えば、手術前から行う呼吸リハビリテーションや、手術のあと早めにベッドから起き上がって（術後早期離床）行う歩行訓練、抗がん剤治療（化学療法）や放射線を患部に当てる治療（**放射線療法**）を受けているときに行う運動療法については、治療のよくない影響（副作用）や、治療に伴って起こる肺炎などを改善するというデータが出ています。つまり、治療と同時にリハビリテーションを行っていくことが大切なのです。

　進行して治療のむずかしい段階のがん（末期がん）の場合にも、リハビリテーションが役に立つことがわかってきていて、今、がんのリハビリテーションはとても注目されています。末期がんの患者さんには、いわゆる筋力増強訓練ばかりではなく、呼吸リハビリテーションで呼吸困難を軽くする、関節の動く範囲を広げる関節可動域訓練で関節拘縮（p.70参照）による痛みを予防する、排泄や食事などの身近な動作をなるべく自分で行うために工夫する、気晴らしや生きがいを感じられる制作活動を行うなど、さまざまなリハビリテーションの取り組みが行われます。

　入院中だけでなく、自宅でも訪問リハビリテーションを受けられるため、患者さんも安心して家に帰ることができるのです。

抗がん剤治療
がんの増殖を抑えることを目的として行う。がんの3大治療である手術、化学療法、放射線療法のうち化学療法に入る。

放射線療法
がんを小さくしたり痛みを減らしたりする目的で、放射線をがんそのものや、がんが転移（血液やリンパの流れに乗って広がること）したところに当てる。用いられる放射線には、X線、γ線、電子線などがある。

◆ がんでは、どんな症状や障害が起こる？

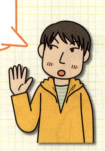
がんの患者さんは、どんな症状に悩まされているのでしょうか？

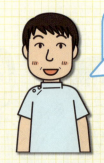
どこにがんが起こったか、そのがんがどこに広がったかで、症状も治療法も違ってくるよ。

がんでは、どんなリハビリテーションが行われる？

最初にがんが発生した場所を**原発巣**（げんぱつそう）と言います。がんは、そこから血液やリンパの流れに乗って別の場所に広がります。それを転移と言い、広がった場所のことを**転移巣**（てんいそう）と言います。がんの症状は、原発巣や転移巣によっていろいろで、その治療法もさまざまです。

医学の進歩で抗がん剤がたくさん開発されて効果を上げる一方で、その副作用で嫌な症状もいろいろと起こります。

また、がん患者さんの苦痛については、身体の苦痛（痛みや呼吸の苦しさ、吐き気など）のほかに、精神的な苦痛（不安、ゆううつな気分など）や社会的な苦痛（経済的な問題や仕事のことなど）、**実存的な苦痛**（死ぬことへの恐怖や罪悪感など）があると言われています。

がんの場合、治療や症状によって、患者さんの状態は日々変わります。そのため、患者さんの状態を、症状、治療内容、起こりそうな副作用、**予後**を含めてとらえ、医療チームと患者さん・家族が一緒にリハビリテーションの目標を立て、毎日の訓練プログラムを考えていきます。

がんのリハビリテーションの対象となる障害には、**表6-10**に示すような種類があります。運動器リハビリテーションや脳血管疾患のリハビリテーション、呼吸器リハビリテーションなどを組み合わせ、患者さんのニーズに合わせた対応が必要です。また、そのニーズを聞き出すためには、リハビリテーション関連医療職が上手にコミュニケーションをとり、患者さんと信頼関係を築くことも重要になってきます。

実存的な苦痛
スピリチュアルペインとも言う。「なぜ私が病気になったのか」、「生きている意味は何なのか」といった、生きる意味や死への恐怖に伴う苦痛のこと。

memo
闘病中の患者さんや家族の気持ちの落ち込みや不安に対して、臨床心理士も支援を行っています（p.15参照）。

予後
病気の経過の見通しのこと。

表6-10 がんのリハビリテーションの対象となる障害

がんそのもの による障害	**1 がんの直接的影響** ・骨転移 ・脳腫瘍（脳転移）に伴う片麻痺、失語症など ・脊髄・脊椎腫瘍（脊髄・脊椎転移）に伴う四肢麻痺、**対麻痺**など ・**腫瘍の直接浸潤**による神経障害 ・疼痛 **2 がんの間接的影響（遠隔効果）** ・がん性末梢神経炎：運動性・感覚性多発性末梢神経炎 ・**悪性腫瘍随伴症候群**：小脳性運動失調、筋炎に伴う筋力低下など
主に治療の 過程において もたらされる 障害	**1 化学・放射線療法、造血幹細胞移植後** ・全身性の機能低下、廃用症候群 **2 手術** ・骨・軟部腫瘍術後の機能欠損 ・乳がん術後の肩関節拘縮 ・乳がん・子宮がん手術（腋窩・骨盤内**リンパ節郭清**）後の**リンパ浮腫** ・頭頸部がん術後の嚥下・構音障害、発声障害 ・頸部リンパ節郭清後の肩甲周囲の運動障害 ・開胸・開腹術後の呼吸器合併症 **3 化学療法** ・末梢神経障害など **4 放射線療法** ・横断性脊髄炎、腕神経叢麻痺、嚥下障害など

対麻痺

左右の下肢のみに麻痺があること。

腫瘍の直接浸潤

がんが直接、隣にある臓器に広がっていくこと。

悪性腫瘍随伴症候群

がん（腫瘍）から分泌される物質などにより、腫瘍から離れたところで神経症状や筋肉の炎症などを起こすこと。

リンパ節郭清

手術のときに、がんだけでなく、周辺のリンパ節を切除すること。

リンパ浮腫

リンパの流れが滞ることで、手や足がむくむこと。がんの手術でリンパ節を取り除いたときに起こりやすくなる。

6章

身近なリハビリテーション

✎ **がんのリハビリテーションは2010年から制度化されました**

　がん患者さんへのリハビリテーションに健康保険が使えるようになったのは、平成22（2010）年4月からです。医師や看護師、一定の研修を受けたリハビリテーション関連医療職などの多職種が共同でリハビリテーション計画を立て、一定の面積以上の訓練室があり、必要な機器や器具が設置されているなどの条件を満たす医療機関で、がんのリハビリテーションが行われています。

❼ がんのリハビリテーション | **113**

◆がんのリハビリテーションの種類は？

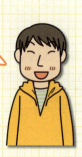
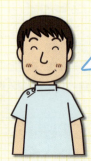

がんのリハビリテーションにはどんな種類があるのですか？

がんの進み具合や治療の状況などによって大きく4つに分けられるよ。

がんのリハビリテーションにはどんな種類があるの？

　がんのリハビリテーションは、がんの進行状況や治療状況によって、4つに分けることができます（表6-11）。無理のないリハビリテーションでADL（日常生活動作）が維持されれば、がん治療を続けて、より長く生きられる可能性があります。

　また、がん治療の効果がなくなったり、副作用のために続けることができなくなったりしても、残された身体の機能を生かせるように、杖などの器具（補装具）を使ったり、生活環境を整えたりすることで、QOL（生活の質）が上がったり、つらい症状がやわらいだり（緩和）する可能性があります。

表6-11 がんのリハビリテーションの分類

予防的（preventive）リハビリテーション	がんと診断されたあと、早期に開始。手術、放射線・化学療法の前もしくは直後に行う。機能障害はまだないが、その予防を目的とする
回復的（restorative）リハビリテーション	治療され残存する機能や能力をもった患者さんに対して行う、最大限の機能回復をめざした訓練。機能障害、能力低下がある患者さんの機能回復を図る
維持的（supportive）リハビリテーション	がんが増大しつつあり、機能障害、能力低下が進行しつつある患者さんに対して、自助具やセルフケアの指導などにより、セルフケアの能力や移動能力を高める。拘縮、筋萎縮、筋力低下、床ずれ（褥瘡）のような廃用の予防も含まれる
緩和的（palliative）リハビリテーション	末期がんの患者さんに対し、その要望を尊重しながら、QOLの高い生活が送れるようにする。温熱、低周波治療、呼吸介助、補装具の使用などにより、疼痛、呼吸困難、浮腫などの症状緩和や、拘縮・褥瘡の予防などを図る

◆ がんのリハビリテーションは、どんなふうに行われる？

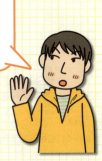
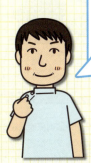

がんの患者さんの
リハビリテーションでは、
どんな注意が
必要なんでしょうか？

手足などに痛みが出たときは、
骨にがんが転移している
かもしれない。
検査も必要だし、
骨折にも注意しないとね。

がんのリハビリテーションの実際は？

　リハビリテーションを行う際は、がんの進行状況や治療に応じてさまざまな危険性（リスク）があるため、主治医（がん治療医）やリハビリテーション科専門医、病棟看護師などと情報を共有して、リハビリテーションを安全に行う必要があります。

　がん患者さんが手足、背中、腰（脊椎）などの痛みを訴えた場合には、常に骨への転移（骨転移）を考えて、X線写真などの検査を行います。骨転移がある場合には、主治医や整形外科医と骨折のリスクを評価したうえで、訓練プログラムを組み立てます。

　化学療法や放射線治療を行っている間は、常に血液検査の結果に注意が必要です。血を止める働きをする血液の中の細胞（血小板）が、1万〜2万/μLと、特に少ない場合には出血の可能性があるので、筋肉に力や重みをかけて行うような運動（抵抗運動）は行わないようにします。貧血があるときには、運動前後の脈拍数や心臓がドキドキと脈打つ感じ（動悸）、息切れに注意します（図6-45）。

　がんのリハビリテーションは、特殊なテクニックが必要なわけではなく、通常のリハビリテーションと変わりません。しかし、がんの進行や治療に伴う症状、心理的な問題には、特別な配慮が必要です。がん患者さんの身体的・心理的状態を十分に把握したうえで、運動を通じて機能的・心理的に低下した身体の状態を少しでも維持改善しようと働きかけることが、リハビリテーション関連医療職の基本的な役割・姿勢です。

　末期がん患者さんに対しては、起き上がり方や楽な姿勢（ポジショニ

> **memo**
> 化学療法や放射線療法を行っているとき、骨髄抑制が起こることがあります。骨髄抑制は、化学療法や放射線療法により血液の中の白血球が減少して発熱したり、貧血や出血を起こしやすくなったりすることです。

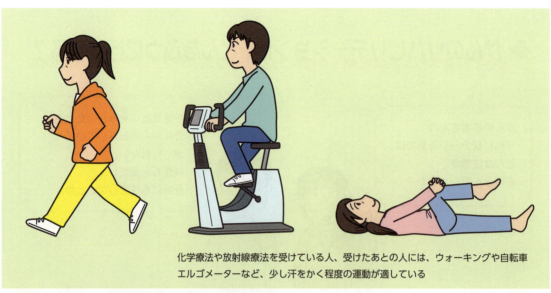

化学療法や放射線療法を受けている人、受けたあとの人には、ウォーキングや自転車エルゴメーターなど、少し汗をかく程度の運動が適している

図6-45 化学療法や放射線療法を受けている人に適した運動

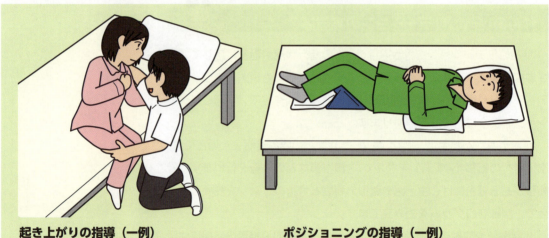

起き上がりの指導（一例）
脊椎に骨転移[*1]がある患者さんには、病的骨折[*2]や疼痛の予防のために、体幹[*3]をひねらない起き上がり方を指導する

ポジショニングの指導（一例）
患者さんの拘縮や褥瘡による痛みを防ぐために、安楽な姿勢を指導する

*1　がんが骨に転移すること
*2　普通は骨折しないような軽い刺激でも骨折が起こること
*3　身体から四肢を除いた胴体部分

図6-46 リハビリテーション関連医療職の仕事

ング）を指導し、自宅での生活を考えて手すりの位置を考慮し、また補装具の検討を行うことで、より苦痛が少なく、自立した生活を送るための手助けができます（図6-46）。

8 切断のリハビリテーション

◆ 手足が切断される原因は？

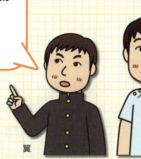

パラリンピックで、交通事故で足を切断した人が走っているのを見ました。手足が切断された人は、どれぐらいいるのですか？

翼

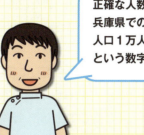

正確な人数はわからないけど、兵庫県での調査によれば、人口1万人あたり約13.5人という数字があるよ。

仁徳先生

手足が切断された人の数はどれぐらい？

兵庫県の調査によれば、1965～2004年に県内で手足を切断された人の総数（総切断者数）は4,185人で、人口1万人あたり約13.5人という結果でした。この中で片側を切断された人（一側切断者）は3,966人で、そのうち手や腕を切断された人（上肢切断者）は2,551人、太ももやすね、足などを切断された人（下肢切断者）は1,415人となっています。手足を切断された人の数を年代別で見ると、上肢切断者は1970年代前半をピークとして減っていますが、下肢切断者はわずかずつ増加しています。このような傾向は、全国的にも同じであろうと考えられます。

● 交通事故や機械で作業しているときの切断

1950～1970年代にかけての日本は高度経済成長期で、交通網の急激な発展や産業の振興に伴って、交通事故や労働災害で手足が切断されてしまう事故が数多く発生していました。その中で、上肢切断の原因の多くは、プレス・ロール機械などで作業しているときの事故による指の切断です。

その後、交通安全や労働安全が徹底されてきたことで、上肢の切断者数は減少していきます。同様に、下肢切断者も減少していくと考えられましたが、実際には少しずつ増加しています。

● 血管の病気が原因で起こる切断

交通事故や労働災害などの事故が原因の切断は、上肢でも下肢でも減ってきていることが、さまざまなデータでわかっています。下肢切断者

6章 身近なリハビリテーション

8 切断のリハビリテーション | 117

だけが増加しているのは、糖尿病や、**末梢動脈疾患**という、**血管原性**の病気が増えているためと考えられます。

　もともと、加齢とともに血管は硬くもろくなっていきますが、それに加えて、高血圧、脂質異常症などの生活習慣病や糖尿病が一緒に起こる（合併する）ことで、動脈硬化などの病変が悪くなります。そして、血管内に脂質やカルシウムが沈着することで、血液の流れ（循環）が悪くなります。また、血管にできる血の塊（血栓）が血管内をふさぐこと（閉塞）でさらに悪化し、足先の細胞が壊死し、切断に至ってしまうことが多いようです。こうした糖尿病や末梢動脈疾患は、ほとんどの場合、上肢よりも下肢に起こるため、下肢切断者の数が増加しているのです。

　これらの疾患は、食生活が原因となる生活習慣病です。日本の伝統的な食生活では、野菜や魚などから食物繊維や動物性たんぱく質を摂っていました。しかし、近年では肉類などの脂質を摂る量が増えて、肥満傾向になってきました。このような欧米型の食生活が、糖尿病や末梢動脈疾患による切断の増加につながっていると言えます。欧米では、ずいぶん前から、このような切断が多いとも言われています。日本の医療の現場（臨床）においても、事故による義足の製作数は減少している一方、糖尿病や末梢動脈疾患で下肢を切断される高齢の患者さんが増えています。

切断から義肢装着までのリハビリテーション

　切断後に残存する手足（断端）が義肢（prosthesis）のソケット（接合部）内に快適に納まり、ソケットと断端が一体となると義肢としての機能が発揮されます。義肢を使いこなすことで日常生活への復帰が可能となります。

　切断後の断端は、皮膚が縫合され腫れた状態にあるため、すぐには義肢を装着することはできません。そのために早期に断端の縫合傷を治癒し、腫れを引かせ、**成熟**した断端を獲得しなければなりません。その後の筋力強化や歩行訓練などのリハビリテーションを担うのがリハビリテーション関連医療職です。特に義肢装着前訓練は、リハビリテーション関連医療職が、断端の関節の拘縮予防や可動域の確保を行い、早く成熟した断端になるよう断端訓練を行います。傷も癒え腫れも引いてきたらいよいよ義肢装着となります。

　義肢装具士は患部の採寸採型を行ってソケットを作り、仮義足を製作します。その後、何回か適合検査を繰り返しながら義肢装着訓練が開始されます。装着訓練では社会復帰に向け、リハビリテーション関連医療職がバランス訓練や歩行訓練、日常生活動作の訓練などを行います。

末梢動脈疾患
末梢動脈（手先や足先の血管）に動脈硬化が起こり、手足が血行不良になる。しびれや痛みが出て、悪化すると潰瘍ができたり、壊死したりすることもある。

血管原性
血管の性質が原因となること。

成熟
断端部が少しずつ硬くなってきて細くなり、一定の大きさに落ち着いてくること。

◆ 義肢にはどんな種類があるの？

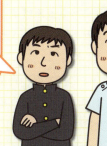
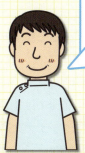

パラリンピックでは、足の形をしていない義肢をつけた選手を見ました。義肢にはどのようなものがあるのですか？

義肢には、義手と義足があるよ。どちらも、切断された部位や使用する目的によって、いろいろなものがあるよ。

義肢はどのように分類されるの？

　四肢の切断に対して用いられる義肢には、大きく分けて義手と義足があります。さらに、義手には、肩から肘の上腕義手（上腕部での切断に用いられる義手）、肘から先の前腕義手（前腕部での切断に用いられる義手）、手指義手（手指の切断に用いられる義手）などがあり、切断された部位で義手の名称がそれぞれ決まっています。

　これは下肢の切断についても同様で、脚の付け根（股関節）周辺で切断されると股義足、太もも（大腿部）で切断されると大腿義足、膝下の部分（下腿部）で切断されると下腿義足となります（図6-47）。

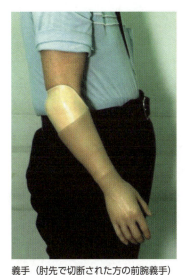
義手（肘先で切断された方の前腕義手）

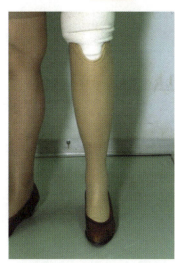
義足（膝下で切断された方の下腿義足）

図6-47　義肢（義手と義足）

義手は、身体のどの部分で切断したか（切断レベル）だけではなく、どのような働きをするか（機能性）で分類することもあります。

働きで分けると、義手には、**能動義手**（のうどう）や装飾用義手、作業用義手などがあります。能動義手では、装着者自身が両肩の動きをバンド（ハーネス）を介して自分の意志で（随意（ずいい）的に）伝え、手先具の開閉ができます。装飾用義手は、見た目だけの義手であり、機能的な働きはありません。作業用義手とは、装飾的な要素はまったくなく、ある特定の作業だけを効率よくできる義手で、現在ではほとんど見ることはなくなりました。

●ハイテク化が進む義肢

近年では、少しずつですが、**電動義手**が使われるようになってきています。欧米ではすでに多く使われていますが、日本では価格や給付上の問題、メンテナンスの不備などで、まだあまり普及していません。

よく使われる電動義手は筋電（きんでん）義手と言います。これは、筋肉が緊張したときに出る活動電位という微力な**筋電位**を、義手につけられた電極でとらえ（採取し）、その信号をもとに手を開いたり閉じたりする構造になっています。人の指のようにそれぞれ独立した動きはできませんが、親指とそのほかの4本の指が、棒を握るような動きで物をつかみ、外観も人の手のように自然です。

電動義手の研究開発は世界的に進み、人の動きに近いものもありますが、実用的に使えるかというと疑問が残ります。しかし、研究は日々進歩します。近い将来、実用的に使える義手が登場するかもしれません。

また、義足の**膝継手**（ひざつぎて）においても、コンピュータ制御ができるものが登場しています。特に、歩く際に不意に膝がガクッと折れてバランスを崩すこと（膝折れ）がなく滑らかに体重移動し、自然に足を運ぶことができます。このシステムでは、歩く速さを変えても、遅れることなく義足が追いついてくるようにコントロール（制御）できる構造になっています。そのほか、大腿切断者が階段を降りることは可能ですが、逆に自力で階段を昇ることはむずかしく、外部からの動力（パワー）を必要とします。近年、そのようなロボット化した膝継手も開発されていますが、大変高価なものです。

このように、義肢パーツの研究開発は日々進歩していることもあり、義肢装着者のQOL（生活の質）が拡大し、活動範囲も広がっています。また、パラリンピックも広く知られるようになり、義肢装着者の映像をテレビなどで見る機会も多くなったためか、積極的にゴルフやスキューバダイビングなど、スポーツに参加する人が増えてきています。若い人では、斬新なデザインの義肢をファッションの一部として取り入れ、隠すのではなく見せるようになるなど、意識の変化が感じられます。

能動義手
切断部分の近くの筋肉を自力で使って動かす義手。

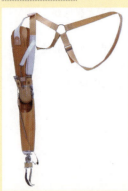

電動義手
切断部分の近くの筋肉の動きに反応して電気で動く義手。

筋電位
筋肉の細胞が活動するときに出る電気信号。

膝継手
太ももで切断した人が、膝の代わりに屈伸できる部分。

---

memo
義肢装具士は、足をなくした犬や猫、大型の亀、イルカなど動物用の義肢を依頼されることもあります。これらを製作するためには、基本的な知識だけでなく、創意工夫が必要となってきます。

◆ 義肢はどのように作られるの？

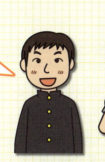

義肢はどんな手順で作られるのですか。

切断された人は、まず病院を受診し、医師を中心としたチームによって、自分に合った義肢を製作してもらうよ。

義肢の構造はどうなっているの？

　義肢は、切断した部位によって種類が異なり、構造も大きく変わってきます。胴体から遠い手先や足先（末梢）で切断した場合より、胴体により近い腕や脚の部分（近位）で切断した場合のほうが、義肢の働きは複雑になり、多くのパーツの組み合わせが必要になります。

　断端と義肢が接合される部分はソケットと言い、人と機械の接触面（インターフェース）となる重要な部分です。痛みもなく快適に義肢を操作できるかどうかが、その後の生活に大きな影響を与えます。そのため、ソケットは一人ひとりの断端に適合するよう、すべてオーダーメイドで、時間をかけて作られています。

　このソケットの下に、上腕義手であれば肘継手があり、前腕部を通して手継手、手先具というパーツが装備されます。**前腕義手**の場合、断端は前腕部となるので、ソケットの下は手継手－手先具となります。右の写真は能動義手の例ですが、この義手にはワイヤー（コントロールケーブル）が通っています。このワイヤーは、ハーネスを介して手先具を開いたり閉じたり、肘継手を曲げたり伸ばしたりするためのものです。

　義足の股義足なら股継手－膝継手－足部、大腿義足なら膝継手－足部、下腿義足なら足部が装備されることになります。ソケット以下に用いられるパーツは、各義肢装具メーカーから販売されている、機械的な構造をもった金属製のパーツです。

　パーツごとにそれぞれたくさんの種類があり、例えば膝継手でも、軽いものから重いもの、高機能のものから低機能のものまであるため、装

前腕義手

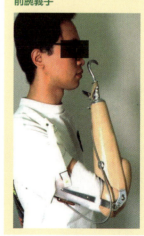

着する人のニーズに沿うようなパーツを選択しなければなりません。したがって、義肢装具士は、義肢を一人ひとりの身体に合わせて作ること（製作適合）だけでなく、義肢パーツの機能や使用方法、取り扱いなどを熟知しておく必要があります。また、これらのパーツについては、常に新製品が登場するため、日ごろから学会や講習会、セミナーなどで情報収集することも欠かせません。

義肢はどういう手順で作られるの？

　切断された人が義肢を作ってもらうためには、まず病院を受診します。病院では、医師を中心に理学療法士や義肢装具士などがチームを組んで検討し、患者さんの要望も聞いて、義肢の製作が始まります。

　その後、義肢装具士は、あらためて患者さんの病気の状態や症状、製作上の留意点などを細部にわたって確認し、義肢について説明して同意を得ます（インフォームド・コンセント）。その場で装着部位の採寸やギプス採型を行い、装着する義肢の原型（凹型）を製作します。義肢の全部が患者さん（装着者）の身体にピッタリ適合しなければならないので、すべてオーダーメイドで製作され、一つひとつの工程が手作業によって進められていきます。原型から石膏モデル（凸型）を起こし、人体の形や作りについての専門的な視点（解剖学的見地）から修正を加え、修正後の石膏モデルからソケットや**プラスチックシェル**などを加工し、組み上げていきます。

　完成前には仮合わせを行い、不具合がないか確認します。最終的に医師のチェックを受け、問題がなければ納品します。納品後、患者さん（装着者）の要望に応じて調整や修理を行うアフターケアも、重要な仕事です。

　以上のように、製作を進める過程では、医学や**工学**に裏付けられた幅広い知識と専門技術が必要であり、養成施設のカリキュラムでもこれらの科目が重要な位置を占めています。しかし、知識や技術が優れているだけでは、義肢装具士としてはまだ未熟です。豊かな人間性も必要です。コメディカルスタッフの一員としてのコミュニケーション能力を身につけるだけでなく、患者さんや障害のある人たちを対象とするため、彼らの心の痛みを十分理解し、精神的な面においても十分な配慮とケアをすることを忘れてはなりません。親身になって接しなければ、どんなにすばらしい義肢装具を製作しても使ってもらえません。患者さんや障害のある人たち、そしてその家族と心を通じ合わせ、お互いに信頼関係を保ちつつ製作することで、初めて義肢装具を長く使ってもらうことができます。

---

memo
パーツの材質は、ジュラルミン（アルミ合金）、ステンレス、チタンなどです。義肢を装着して日常生活を送るうえで、体重より重い負荷がかかることもあるので、安全性を考え、強固な材質で作られます。

プラスチックシェル
溶解させたプラスチックシートを石膏モデルにかぶせ、真空成形したもの。

工学
科学的知識を活用して、ものを作り出す学問。

9 精神科リハビリテーション

◆ 精神の病気ってどういうものがあるの？

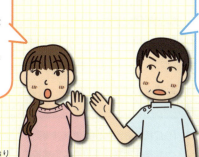

精神の病気って、ちょっとイメージしにくいです。身体の病気と違って、どこかが痛むわけでもないし……。精神の病気って、どんなものですか？

かおり

何か調子がおかしいという意味では、身体の病気と変わらないよ。君のまわりにも、何となく奇妙な行動をしている人はいないかな？

仁徳先生

精神の病気ってどんなもの？

　精神の病気というとイメージしにくいかもしれませんが、周囲に何となく奇妙だな、変だな、と思うような行動をしている人はいないでしょうか。例えば、特に理由もないのに電車の中で一人ニヤニヤ笑っていたり、1週間も風呂に入らず身体が臭くなっていても平気だったりといった、周囲の人から見て何となく奇妙に思える人が、ときどきいると思います。私たちの生活は、こうした「笑う－笑わない」あるいは「不潔－清潔」の両極間のどこかに位置づけられます。多くの人は、不潔すぎても、清潔すぎても生活できず、ほどよいバランスを保っています。

　精神の病気にかかると、このようなその人の生活のバランスが崩れてしまう可能性があります。身体の病気、例えば、脳卒中で手足に麻痺が残ってしまった人は、自分の身のまわりのことがいろいろとしづらくなりますが、精神の病気でも同じようなことが言えます。両者の違いは、生活がしづらくなる理由が、身体にあるのか精神にあるのかということだけです。

　精神の病気は、患者さんが痛みを感じる場所や傷などが外から見えるわけでは

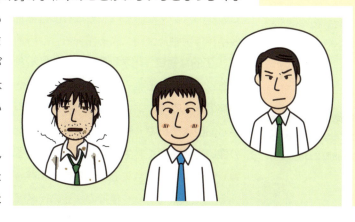

6章 身近なリハビリテーション

9 精神科リハビリテーション | 123

ないので、何となく遠い世界の話のように感じる人も多いかもしれません。しかし、このような行動あるいは生活という視点で見ると、少し身近に感じられるのではないでしょうか。精神の病気や精神の危機といったものは、私たちのすぐまわりに意外と多く潜んでいるのです。

精神の病気にはどんな種類があるの？

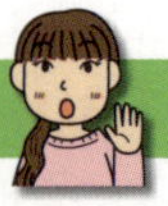

「**国際疾病分類**第10版」（ICD10）によると、精神の病気は「精神および行動の障害」として、次の10種類に分類されています（図6-48）。この10種類のどれにも分類できないものは「詳細不明の精神障害」に含まれます。

国際疾病分類
病気や死因の分類法。WHO（世界保健機関）が作成し、各国で使われている。

①症状性を含む器質性精神障害
②精神作用物質使用による精神および行動の障害
③統合失調症、統合失調症型障害および妄想性障害
④気分（感情）障害
⑤神経症性障害、ストレス関連障害および身体表現性障害
⑥生理的障害および身体的要因に関連した行動症候群
⑦成人の人格および行動の障害
⑧知的障害（精神遅滞）
⑨心理的発達の障害
⑩小児（児童）期および青年期に通常発症する行動および情緒の障害
分類不可：詳細不明の精神障害

⑧⑨⑩は、一般に「発達障害」と呼ばれる。

図6-48 精神の病気の分類（国際疾病分類第10版）

●症状性を含む器質性精神障害

人の脳が直接的に障害を受けたことで生じる精神の病気です。その代表的なものが認知症です。また、身体的な病気の中には**精神症状**を伴うものがありますが、それらもこれに含まれます（症状性精神障害）。

精神症状
精神・心理面、行動面における症状のこと。健康な人も症状を感じることはある。症状の程度、持続期間、生活への支障の度合いなどによって治療が必要かどうかが医師によって判断される。

●精神作用物質使用による精神および行動の障害

人工的な物質（化学物質）の中には私たち人間の精神に作用するものがありますが、それらを体内に取り入れたこと（摂取）が原因で起こる精神の病気です。強い幸福感（多幸感）やアルコールで酔ったような状態（酩酊状態）で一時的に気持ちがよくなりますが、これらには**依存性**の強い物質が多く、生命の危険につながる場合もあります。

依存性
化学物質の摂取によって生活や健康にさまざまな問題が起こっているのに、摂取を熱望してしまう性質。

●統合失調症、統合失調症型障害および妄想性障害

統合失調症は、今や精神の病気の代名詞にもなっています。発症率は

1%前後と言われていて、原因は今も不明ですが、**神経伝達物質**の分泌に関する異常によるものではないかと言われています。症状は人によってさまざまですが、本来聞こえないはずの声が聞こえる「幻聴」や、周囲の人が不合理で非現実的と思うような内容を確信してしまい、説明や説得ではそれを訂正できない「妄想」、あるいは自分と他者との境界があいまいになって起こる「**自我障害**」などが、よく見られる症状です。

●気分（感情）障害

気分が高揚する躁状態と、反対にこれが抑制されるうつ状態の、2つの状態があります。躁状態とうつ状態の両方を繰り返すタイプを双極型、うつ状態だけを繰り返すタイプを単極型と呼んでいます。ちなみに、躁状態だけを繰り返すタイプはまれです。

単に気分がよい・悪いというだけでは、躁うつ病ではありません。躁状態になり、気分が異常に高揚していると、慎重な行動や総合的な判断を伴う行動が取れなくなり、社会生活に支障を来すようになります。躁状態では、綿密な返済計画がないのに大きな借金をしたり、退職や離婚などの熟慮を要する決断を即決したりといった問題がよく生じます。一方、うつ状態では気分が著しく落ち込み、興味をもつ・喜ぶというような感情が減弱します。その結果、食欲不振や不眠が出現したり、「自分は無価値である」、「自分がすべて悪い」などと確信するようになったりします。躁うつ病は、患者さんのそれまでの生活を壊してしまう危険があるため、適切な治療や援助が必要です。

●神経症性障害、ストレス関連障害および身体表現性障害

発症の原因として、心理的・環境的なものが関係していると考えられるケースの総称で、幅広い病態が含まれます。不安症状、抑うつ症状、不合理だと理解しているのにある行為を繰り返し行ってしまう**強迫症状**、はっきりとした病気の判定（身体所見）がないのに身体症状が現れるものなどがあります。また、最近では**PTSD**（心的外傷後ストレス障害）も注目されています。これは、事件や事故、大災害などを体験した人が、その後に不眠や不安症状などで苦しむような場合を言います。

●生理的障害および身体的要因に関連した行動症候群

これには、通常のように食べられない**摂食障害**、脳に原因が見つからない不眠や過眠などの睡眠障害、出産後1～2か月くらいの時期（産褥期）に起こる不安感や悲壮感、抑うつ状態などが含まれます。また、この時期には、まれに統合失調症に似た症状が出現することもあります。

●成人の人格および行動の障害

近ごろは「パーソナリティ障害」とも呼ばれています。人格（パーソナリティ）は、その人の考え方や行動を形作っているすべてであり、そ

神経伝達物質
体内で情報の伝達を担っている物質。

自我障害
自分自身の認識や意識が障害された状態。「自分が自分ではない」、「他人にあやつられている」などの認識・意識が出現する。

強迫症状
合理的ではないとわかっていても、ある行為をやめられなかったり、ある考えが頭から消えなかったりする症状。

PTSD
大きなショックを感じる体験のあとに、その体験を思い出して体調不良や不安などが起こる病気。

摂食障害
拒食症や過食症のこと。

の人らしさを特徴づけているものと考えられます。つまり、その人らしさを特徴づけるものに対する障害というわけです。

人格は、両親からの遺伝も関係していますが、その人が所属する集団や環境の影響も大きいと言われています。パーソナリティ障害には、他人の言動に対して常に不信感を抱いて間違った解釈（曲解）をする、他人に無関心で引きこもる、社会的な規範に反する行動（反社会的行動）を繰り返しても良心が痛まない、特権意識や人にほめられたい欲求が強いといったことが含まれます。

また、「境界性人格障害」といって、感情が常に不安定で衝動的、対人関係を築くのが苦手、自分を傷つける行動（自傷行動）や摂食障害、非行などの問題行動が前面に出るタイプも注目されています。これは、主に思春期から20歳代の女性で多いと言われます。最近話題になることが多い「**性同一性障害**」も、ここに分類されます。ただ、本人は、自分が精神の病気である、という自覚があまりない可能性もあります。

● 発達障害

「知的障害（精神遅滞）」、「心理的発達の障害」、「小児（児童）期および青年期に通常発症する行動および情緒の障害」の３つをまとめて「発達障害」と呼びます。

発達障害の原因としては、心理的・環境的要因の影響もあるでしょうが、多く見られるのは、脳の機能障害が存在しているケースです。知的障害は、知的機能の発達の遅れであり、多くの場合、運動発達の遅れや身体の病気（身体的合併症）を伴います。

また、心理的発達の障害は、女の子より男の子に多く現れるとされています。会話や言語、文字の読み書き、計算といった特定の分野の遅れを示す特異的発達障害、対人関係やコミュニケーションの障害、特定の行動に対して異常にこだわり、これを繰り返すといった行動が目立つ広汎性発達障害に、大きく分けることができます。

よく動き回り（多動）、注意が持続する時間が極端に短く、衝動的で情緒不安定といった特徴がある「注意欠陥・多動性障害」は、最近、ADHDという略称で話題になることが増えています。

さらに、「チック」といって、顔面や肩・首の筋肉が瞬間的に縮んだり、特定の言葉を発することが、本人の意図とは関係なく繰り返されたりする場合もあります。これも男の子に多く、そのほとんどは心に原因があると考えられています。

性同一性障害
生物学的な性別が明らかであっても、心理的にはそれとは別の性別であるとの自己意識をもつこと。

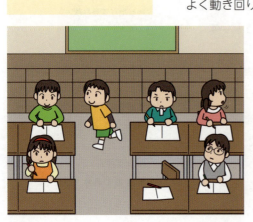

◆ 精神科リハビリテーションは、何を目的に行うの？

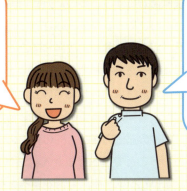

精神の病気のことについて、少しわかってきました。それでは、精神科リハビリテーションでは何をするのでしょうか？

身体も精神も、生活のバランスが壊れることで病気が起こってくるよ。「食事」という問題を通して、精神科のリハビリテーションを考えてみよう！

6章 身近なリハビリテーション

身体の場合と精神の場合で、リハビリテーションは違うの？

　食事は、誰にとっても大事なことであることは間違いありません。しかし、利き手である右の手首を骨折して、指のほうまでギプスでぐるぐる巻きになってしまったらどうでしょう？　利き手ではない左手で、箸やスプーン、フォークなどを使わなければならなくなります。さらに、大きな事故で両方の手首を骨折してしまったら、一時的だとしても自分だけでは食事ができなくなります。おいしそうな献立も、これではおいしく食べられません。食べることに必死で、食事が楽しくなくなります。私たちは、食事において、単に必要な栄養素を摂取しているだけではありません。家族や友だちと楽しく会話しながら、おいしいものを食べる、これこそが食事です。

　利き手あるいは両手を骨折してしまった場合のリハビリテーションには、2つの方向性があります。一つは、骨折の早期回復を促進するとともに、ギプスで固定して動かせなくなっている関節や筋肉の衰えを予防すること。もう一つは、自分一人でも食事ができるように、器具を使って工夫をすることです。

　例えば、ギプス固定をしていても、**等尺性筋収**(とうしゃくせい)

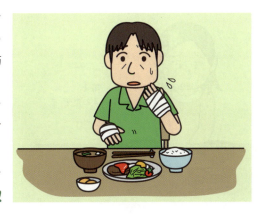

等尺性筋収縮
p.73 参照。

❾ 精神科リハビリテーション | **127**

縮という、関節を使わない運動が可能です。また、箸やスプーンを利用した自助具と呼ばれる器具の使用も考えられます。つまり、「問題の根本原因を改善するか取り除く」、「残された健康な部分を保ち活用する」、「本人が今困っていることを取り上げて改善を試みる」というのが基本的な考え方です。こうした方針に基づいて、その人の生活を守ろうとしているわけです。特に、残された健康な部分（残存機能）に着目することと、目の前の問題を改善することは、患者さんの生活の再建・再構築を考えるうえで、とても重要な視点です。

●**精神の病気における食事の問題**

　次に、精神の病気によって生じる食事の問題について考えてみましょう。精神の病気の場合、先の骨折の例のように、物理的に食事ができないということではありません。「○○が毒を盛っているはずなので食べたくない」とか、「毒入り飯を食べて死ねという声が聞こえてくるので食べたくない」といった精神症状のために、結果として食事をしない、またはできないという例がほとんどです。

　一般に、精神の病気を抱えている人は、よい意味でも悪い意味でも感受性が強く敏感で、被害妄想やそれに関係した幻聴などに苦しむことも多いのです。病気の種類ごとに細かい対応の仕方は違ってきますが、まずはリハビリテーション関連医療職が、常に「私はあなたに危害を加える存在ではない」ことを言葉や行動で示す必要があります。そして、徐々に、安心してもよいのだと感じてもらえる関係を作っていくことが大切です。

　そのために、残されている健康な部分に着目することや、目の前の困っていることを改善するという視点が役立ちます。精神の病気といっても、その人の精神すべてが壊れてしまっているなどということはあり得ないし、普通の人と同じ感覚の部分も多いのです。また、例えば不眠や治療費の支払いなど、今困っていることを改善しようと試みることで、患者さんとの信頼関係はさらに強くなります。

　そして、徐々に「あなたが食事を摂らなくて身体が弱っていくことを非常に心配している」、「早く元の元気な姿に戻ってほしい」といったサインを、患者さんに受け止めてもらえるようになります。少しでも食事を摂ってくれるようになれば、回復の段階が進んだと言えます。

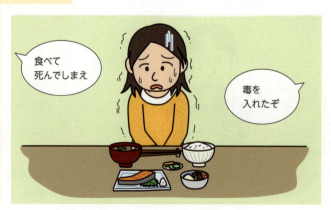

また、回復を進めるには、薬による治療（薬物療法）の力も大きく、精神科リハビリテーションと薬物療法は切っても切れない関係です。

　以上のことをまとめると、精神の病気によってそれまでの生活を続けることがむずかしくなっている人たちに対し、その人が人間らしく生きていくため、すなわち「QOL（生活の質）の向上」を助けていくために行われるのが精神科リハビリテーションと言えます。

精神科リハビリテーションは、一人でもできるの？

●同じ悩みをもつ人と一緒に活動する

　精神科リハビリテーションにおいても、身体の病気に使用する階段昇降や歩行訓練、箸を使う訓練などに相当するものは、もちろん存在します。しかし、重要なのは、他者との関係をしっかり作ることや、「自分が信頼する人は決して自分に害を与えない」という感覚を得ること、自分の考えの誤りや傾向に気づくようになること、乱れた生活リズムを立て直すことなどで、これらを支えるために一定の方法があるにすぎません。

　また、身体の病気では、退院後も自宅でできるリハビリテーションメニューを処方されることがよくあります。ですが、精神科リハビリテーションでは、そのようなものはあまり見られません。理由は、おそらく、精神の病気の多くに「対人関係の問題」があるからだと考えられます。「自宅への引きこもり」も、根底には他者との関係をうまく作れないという問題があります。そのため、精神科リハビリテーションの多くは、自宅外で同じような問題で悩む人たちと一緒に進められます。

●短時間の活動から、日中デイケアの活動へ

　例えば、「デイケア」という形態があります。これは、社会生活を営むうえで必要となるさまざまな機能の回復を目的として、一人ひとりに応じたプログラムを小集団で行うものです。話し合いやスポーツのほか、精神の病気に関する学習や、対人関係スキルの練習なども行います。このデイケアでは、入院していない人を対象に、1日あたり6時間程度の活動を行うことになっていて、もちろん健康保険も使えます。

　また、「作業療法」という形態もあります。こちらは、入院していても外来で利用できます。1日に2時間程度の活動をすることになっており、やはり小集団での活動や、個別活動を行う場合もあります。

　通常、いきなりデイケアを利用する、というのはむずかしい場合が多いので、まず作業療法で2時間程度の活動を行い、それができるようになったら、頻度を増やしたり、デイケアに移行したりします。

> **memo**
> 患者さんが家族と同居している場合には、リハビリテーション関連医療職による家族への支援が不可欠です。家族による患者さんへの対応の内容が、精神症状の悪化（増悪）や再発に影響するという研究もあり、家族に対する指導や支援なども、精神科リハビリテーションでは重要となります。

実習における心がまえとレポートの書き方

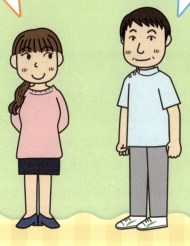

学校では、いろいろな実習があるのですね。有意義な実習にするには、どのようなことに気をつけるといいでしょうか？

実習は、今まで得た知識と技術を臨床体験できる大切な機会だね。実習では、対象者に不快感を与えない身だしなみや、先生や指導者とのコミュニケーションも重要だよ。

学内実習を受けるにあたっての心がまえや実習の受け方、実習内容を整理するレポートの書き方を学習します。

1 実習の受け方とレポートの基本

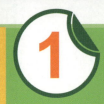

◆ 学内実習を受けるときに注意することは？

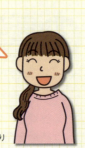
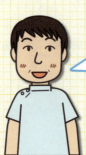

学内実習では リハビリテーションの技術が学べるんですね！ 言葉づかいや服装などはどうしたらいいでしょうか？

学内実習では、学外の施設で実習するときの服装で臨むのが基本なんだ。学生同士で技術を確認するため、実習着で臨むことも多いよ。

かおり　　　　　　　仁徳先生

学内実習にはどんなものがあるの？

学内実習には、病気や障害に対する検査技術や治療技術を学習するための実習と、身体の働きを実験を通じて学習するための実習があります。

学内で実習するときの正しい身だしなみは？

学内で実習するときは、病院や老人保健施設など学外の施設で実習するときの服装（白衣）で臨むのが基本となります。また学生同士で筋肉に触ったり、治療技術を確認したりするため、実習着（半袖・短パン）で臨むこともよくあります。

●実習着（半袖・短パン）

実習は、講義と違って、実際に身体を動かして学ぶものです。リハビリテーション関連医療職の学内実習では、病気や障害に対する検査技術や治療技術を学習するために、皮膚の上から筋肉や骨に触ったり、関節を動かしたりする授業が多くなります。そのため、筋肉や関節により正確に触れるように、肌の露出が多い服装や身動きが取りやすい服装として、半袖・短パンなどを着ることを勧めています。実習に臨むにあたり、どのような服装で臨むのがよいかを事前に先生に確認する必要があります。

●病院実習のときのユニフォームと身だしなみ

病院実習では、病院側の運営方針を守らなければなりません。そのため、病院で指定された服装で臨むことが必要になります。

病院実習
実習受け入れ先の病院に通い、病院の実習指導者の指導のもと、リハビリテーションの現場を体験する。実際に患者さんともかかわり、実践的な技術・知識を身につける。

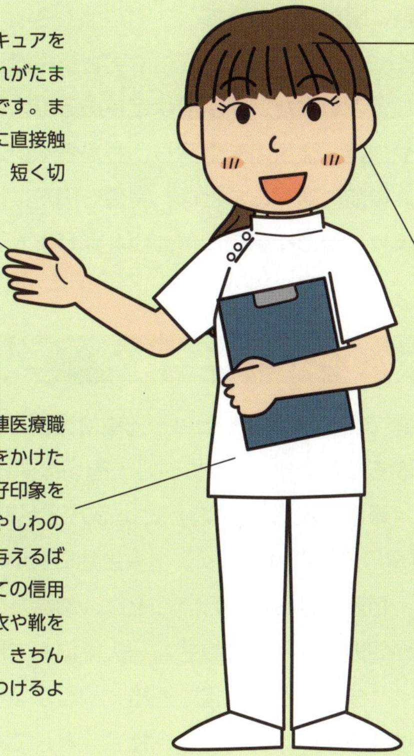

爪

伸びていたり、つけ爪やマニキュアをつけていたりすると、爪に汚れがたまりやすくなり、とても不衛生です。また、病院実習などで患者さんに直接触れるときにも危険があるので、短く切るようにしましょう。

髪

白衣に合い、患者さんに不快感を与えない髪型、邪魔にならない髪型にしましょう。長い髪は、ゴムなどで束ねておきます。

服装

白衣はリハビリテーション関連医療職にとって制服です。アイロンをかけた白衣は、周囲の人に清潔感と好印象を与えます。実習終了後の汚れやしわのある白衣は、不衛生な印象を与えるばかりでなく、医療従事者としての信用を失いかねません。汚れた白衣や靴をロッカーに入れたままにせず、きちんと洗濯して清潔なものを身につけるように心がけましょう。

アクセサリー

装飾品などは、患者さんの身体を傷つける危険があります。また、病原菌が付着する危険もあるため、感染予防の面から必ず外しましょう。

図7-1 実習のときの身だしなみ

病院で働く職員は、白衣を着用することが一般的です。その理由は、病原菌を含んだ汚れ（血液、唾液、汗などの体液）などがついたときに目立つようにするためです。病原菌を含んだ汚れは、ほかの患者さんに病気をうつす危険があります。リハビリテーション関連医療職は仕事上、患者さんとの身体的な接触をする機会が多くなります。リハビリテーションを行っている間に、気づかないうちに血液や体液が付着する可能性があるので、病院実習においても白衣を着用するのが基本となります。

ただし、白衣を着さえすれば身だしなみがよいことにはなりません。**図7-1**のような点に注意しましょう。

●**先生や実習指導者の説明はメモを取りながら聞く**

実習では、メモを取るようにしましょう。学校の先生や病院の実習指導者の説明をメモするのは、知識を増やすための最良の手段です。見たり聞いたりしたことは，すぐにメモを取るように心がけましょう。

また、先生や実習指導者の説明を聞き逃し、誤った方法で進めると、最悪の場合、事故につながりかねません。何度も同じことを聞かなくて

---

memo

白衣には、淡い青や緑、ピンクなど、白以外の色のものもあります。患者さんに安心感をもってもらえる、威圧感を与えないといった理由から使われています。

7章 実習における心がまえとレポートの書き方

❶ 実習の受け方とレポートの基本 **133**

もすむように、説明を受けている間はメモを取りながら聞くことが大切です。

●**実習に臨むにあたって**

実習に臨むにあたり、先生や実習指導者に事前に内容を確認するなどしましょう。また、手引書などがある場合は、事前に目を通し、実習の目的や内容、注意点を確認し、わからないことがあれば調べておきましょう。事前に調べることは、実習を円滑に行うことにつながります。また、より一層の知識の習得につながります。

> ホウ・レン・ソウって何？

実習で最も重要なことは、先生や実習指導者の指示に従い、適切な対応を取ることです。指示に対して適切な対応を取るには、「ホウ・レン・ソウ（報告・連絡・相談）」という方法が有効です。（**図7-2**）

実習のときだけでなく、学生生活においても、先生や友だちに報告・連絡・相談をきちんと行うことは、あなたの信用につながります。例えば何か問題が発生した場合、一人で悩んで勝手に判断して行動するのではなく、先生などに報告・連絡・相談することで、よりよい解決につながるはずです。このことは、社会人としても対人関係において重要であり、仕事を円滑に進めることにつながります。

連絡
先生や実習指導者に連絡を取りましょう。自分の話を一方的に伝えるのではなく、相手に理解してもらえるようにしましょう。

報告
自分の行動について、先生や実習指導者へ報告しましょう。

相談
わからないことがあった場合、勝手な行動をせずに、先生や実習指導者に相談しましょう。このとき、自分の考えをはっきりさせてから相談することが大切です。

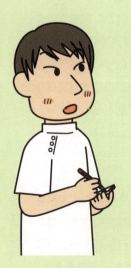
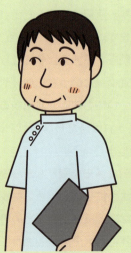

図7-2　ホウ・レン・ソウとは

◆ レポートはどのように書くの？

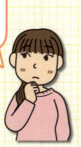
実習では、レポートを書くんですよね。レポートって、あまり書いたことがないのですが……。

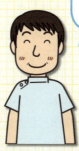
慣れれば、上手に書けるよ。実験課題のレポートの書き方について説明しよう！

レポートには何を書けばいいの？

　レポート（report）は、ものごとや考えを文章化して記録に残し、ほかの人にその一部始終を理解してもらうためのものです。レポートを書くときは、誤字や脱字はもちろんですが、誤解が生じないように気をつけ、理解しやすく、読みやすい文章となるように配慮をしなければなりません。

　学生の場合は、主に学内実習で行う実験課題を、レポートとしてまとめることになります。また、病院実習においても、症例報告書（ケースレポート）を書くことが課題となります。そのため、学生には基本的な国語力（文章力、漢字力、思考力など）が求められます。

　ここでは、実験課題について書き上げるレポートについて説明します。症例報告書（ケースレポート）といった特別なレポートの書き方については、学校に入ってから学びましょう。

　一般的に、実験課題について書くレポートは、「表紙」、「目的」、「方法」、「結果」、「考察」、「参考文献」から構成されています。レポートの構成を考えることで論理的思考が養われ、また、作文をすることで文章力が磨かれます。

●表紙

　表紙には「科目名」、「実験（実習）課題」、「実験（実習）日」、「提出日」、「所属」、「氏名」を書きます。

●目的

「目的」とするほか、「はじめに」として書き始めてもよいでしょう。実験・実習のテーマを簡潔にまとめます。長文は、何を伝えたいのか読み手にわかりづらく、疲れさせるものになるからです。

●方法

目的を達成するために、どのような方法を取ったのかを書きます。対象者のデータ（人数、性別、年齢など）、実験器具（会社名や製品名）、実験・実習の手順、結果の処理の仕方などです。同じテーマを目的とする人が同じ実験をすることで、同じ状況が再現できるように書かなければなりません。

●結果

採用した方法に従って、どのような結果が出たかを示します。実験により得られた結果は、事実として受け止めます。結果には、客観的事実（数値や図表など）だけを書き、解釈や理由づけなどを加えてはいけません。

また、調べた資料やほかのグループの結果と比較したとき、大きく違う場合は、自分たちの作業に問題点があったかどうかを振り返る必要があります。結果に基づいて考えられる解釈や理由づけは「考察」に書きます。

なお、図表は、基本的に本文の補助として使われます。本文に何も説明がなく、表や図だけを示すことは絶対にあってはなりません。

表や図には別々に番号をつけ（表1、表2、表3……／図1、図2、図3……）、表の場合には表の上に、図の場合には図の下に、番号とともに表名／図名（タイトル）を記入します（図7-3）。

●考察

考察は、結果をもとに書くものです。感想とは違うので、主観的な文章にしてはいけません。事実に基づいて客観的な意見（解釈と理由づけ）を書く必要があります。

1つの文が長すぎると、読みにくくなります。できるだけ短い文を心がけ、簡潔な文章にまとめましょう。文が長くなりすぎた場合は、接続詞を使って2つの文に分けることで、論理的でまとまりのある文章になります。

レポートで使われる接続詞の例を、表7-1に示します。

レポートでは、書き言葉を使用します。話し言葉はふさわしくありません。例えば、「なので」は話し言葉であるため、同じ意味をもつ「したがって」や「それゆえ」を使います。

語尾も「だ・である」調で統一します。一般的に、「です・ます」調

表1　対象者の基本特性と膝関節筋力

項目（n=18）	平均値	標準偏差
年齢（歳）	19.6	1.6
身長（cm）	170.1	3.7
体重（kg）	66.9	7.7
体格指数（kg/m²）	23	2.5
膝関節最大伸展トルク（Nm）	172	17.3
膝関節最大屈曲トルク（Nm）	96	14.2

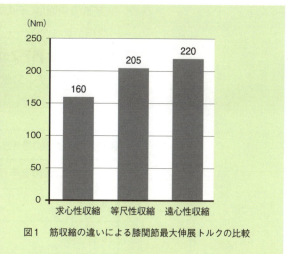

図1　筋収縮の違いによる膝関節最大伸展トルクの比較

図7-3　表と図のタイトルの例

表7-1　レポートで使用する接続詞

使用する文面	接続詞
直前の文と整合	したがって／それゆえ／そのため
直前の文と逆	しかし／しかしながら
直前の文に並列	また／ならびに／および／かつ
直前の文に追加	そして／さらに／そのうえ
直前の文と比較	一方／他方
直前の文と選択	または／あるいは／もしくは
直前の文に補足	なお／ただし
直前の文を言い換え	つまり／すなわち／要するに

は使いません。

　主語と述語が近いほど、文章がわかりやすくなると言われています。また、主語がなかったり、主語と述語が対応していなかったりすると、意味がとおらなくなるので、主語と述語が対応しているか確認しましょう。

● **参考文献**

　考察を行うとき、結果が正しかったかどうかを示すために、参考文献が必要になります。レポートを書き上げるときに使用した書籍、雑誌、インターネットのウェブページなどは、参考文献としてレポートの最後にまとめて書きます。

文献の情報は、そのまま書き写してはいけません。文献からの情報は、一度自分の中で消化し、意見とからめながら書かなければなりません。

　具体的には**表7-2**のようなものを、コロン（：）かカンマ（,）で区切って書きます。文献番号には、通常は半括弧を使います（1）、2）………）。

表7-2　**参考文献の書き方**

本の場合	雑誌の場合
著者	著者
訳者	タイトル
タイトル（版まで書く）	出典雑誌名
出版地（省略してもよい）	Vol. とNo.（No. を括弧で表示）
出版社	掲載ページ
出版年	掲載年
引用ページ	

●英文雑誌の例

Atkins JM, Matthews OA, Blomqvist CG, *et al*.: Incidence of arrhythmias induced by isometric and dynamic exercise, *Br Heart J*, **38**, 465-471(1976)

仁徳先生より
リハビリテーション関連医療職を
めざすみなさんへ

リハビリテーション医療とは、
人間の動物的機能に焦点を当てた医療と言えます。
動物的機能とは、運動、動作、認知、思考、
コミュニケーション活動、摂食嚥下、心肺機能などです。
その根底には、「生きるための活動」である生活があり、
特にリハビリテーション医療は、
生活を支える医療と言えると思います。
みなさんは、このことをしっかり意識し、
患者さんの生活をすぐそばで支える、
患者さんにとってかけがえのないリハビリテーション
関連医療職の専門家になってもらいたいと思います。

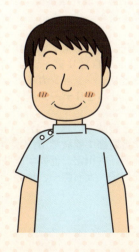

参考文献

3章
3節
- Denes PB, Pinson EN：The Speech Chain. Bell Telephone Laboratories（1963）/神山五郎、戸塚元吉訳、切替一郎、藤村靖監修：話し言葉の科学：その物理学と生理学（1966）東京大学出版会、東京

6章
3節
- 宮川哲夫：呼吸ケアナビガイド、pp.1-249（2013）中山書店、東京
- 宮川哲夫：動画でわかるスクイージング、pp.1-160（2005）中山書店、東京
- 高橋仁美、宮川哲夫、塩谷隆信編：動画でわかる呼吸リハビリテーション 第4版、pp.1-331（2016）中山書店、東京
- 宮川哲夫編：呼吸理学療法、理学療法MOOK 第2版（2009）三輪書店、東京

4節
- 心血管疾患におけるリハビリテーションに関するガイドライン（2012年改訂版） http://www.jacr.jp/web/pdf/RH_JCS2012_nohara_h_2015.01.14.pdf（2017年9月8日参照）
- 後藤葉一：心臓リハビリテーションの変遷と日本の現状、心臓リハビリテーション/上月正博編、pp.214-223（2013）医歯薬出版、東京

6節
- 宮尾益知編：言語聴覚士のための基礎知識、小児科学・発達障害学 第2版、pp.135-150（2009）医学書院、東京
- 大城昌平編：リハビリテーションのための人間発達学、p.34（2010）メディカルプレス、東京
- 上田礼子：生涯人間発達学、p.98（1996）三輪書店、東京
- 陣内一保、安藤徳彦監修：こどものリハビリテーション医学 第2版、p.3（2008）医学書院、東京
- 厚生労働省：母子保健の動向、死亡統計 http://www.mhlw.go.jp/stf/shingi/2r9852000001oujo-att/2r9852000001oumv.pdf（2017年9月8日参照）
- 上杉雅之監修：イラストでわかる小児理学療法、pp.41-48、201、210-215、237、249（2013）医歯薬出版、東京
- 細田多穂監修：小児理学療法学テキスト、pp.146-148（2010）南江堂、東京
- 大久保文雄編：こどもの口唇裂・口蓋裂の治療とケア、pp.14-15、44-45（2014）メディカ出版、大阪
- 文部科学省：「教育の情報化に関する手引き」作成検討会配布資料第9章 http://www.mext.go.jp/b_menu/shingi/chousa/shotou/056/gijigaiyou/attach/1259401.htm（2017年9月8日参照）
- 三島令子：脳性麻痺の二次障害―実態と対応について―、*Medical Rehabilitation*，193/朝貝芳美編、pp.1-3（2016）全日本病院出版会、東京
- 万歳登茂子編：成人脳性麻痺ライフノート、p.12、34（2013）クリエイツかもがわ、京都
- Bower E.：Handling the Young Child with Cerebral Palsy at Home（2009）/上杉雅之監訳：脳性麻痺児の家庭療育 第4版、p.162、223、375（2014）医歯薬出版、東京
- 小西紀一、小松則登、酒井康年編：子どもの能力から考える発達障害領域の作業療法アプローチ（2013）メジカルビュー社、東京

7節
- 辻哲也、埋宇明元、木村彰男：癌のリハビリテーション（2006）金原出版、東京
- 公益社団法人日本リハビリテーション医学会がんのリハビリテーションガイドライン策定委員会：がんのリハビリテーションガイドライン（2013）金原出版、東京
- 辻哲也編：がんのリハビリテーションマニュアル 周術期から緩和ケアまで（2011）医学書院、東京

8節
- 澤村誠志：切断と義肢 第2版、pp.1-11（2016）医歯薬出版、東京
- 日本義肢装具学会監修：義肢学 第3版（2015）医歯薬出版、東京
- 川村次郎、陳隆明、古川宏、他編：義肢装具学 第4版（2009）医学書院、東京
- 三上真弘、飛松好子、大石暁一、他編：最新義肢装具ハンドブック 第1版（2007）全日本病院出版会、東京

索引

あ

iPS 細胞	62
アインシュタイン	5
悪性腫瘍随伴症候群	113
アトキンス	93
アンコール・ワット	6

い

意識障害	60
依存性	124
医療ソーシャルワーカー	65
医療保険	27

う

宇宙空間	71
右内反足	103

え

栄養士	16
壊死	89
エネルギー	48
嚥下運動	97
嚥下障害	61
嚥下反射	97
延髄	47

か

介護福祉士	16
介護保険	27
介護保険サービス	66
介護予防サービス	96
ガイドライン	63
回復期	64
回復期リハビリテーション病棟	65

潰瘍	71
ガス交換	82
滑液	44
滑膜	76
がん	111
感覚受容器	46
看護師	16
間質性肺炎	85
関節液	44
関節可動域	70
関節拘縮	70
関節の役割	44
関節包	44
冠動脈	87
冠動脈バイパス術	88
管理栄養士	16

き

義肢	30
義肢装具士	30
喜捨	5
義手	30
義足	30
機能訓練	102
基本的日常生活動作	55
急性期	64
急性呼吸不全	82
狭心症	87
共同運動	61
強迫症状	125
虚血性心疾患	87
ギランバレー症候群	100
筋骨格系	44
筋ジストロフィー	100
筋小胞体	52
筋代謝	94

筋電位	120

く

クエン酸回路	50
くも膜下出血	59

け

ケアマネジャー	36
血液	49
血液循環	49
血管原性	118
血管疾患	93
血腫	59
言語獲得期	29
言語障害	61
言語聴覚士	26
謙譲語	40
腱の役割	45

こ

構音障害	28
工学	122
抗がん剤治療	111
口腔	97
高次脳機能障害	61
口唇口蓋裂	103
梗塞	58
誤嚥性肺炎	99
呼吸	49
呼吸機能検査	83
呼吸不全	80
国際疾病分類	124
国家試験	34
骨棘	76
骨折	70、73
骨粗鬆症	92

さ

採型	32
再生医療研究	62
細胞外基質	76
作業療法士	22
酸素療法	90

し

CT検査	84
自我障害	125
持久力	94
刺激伝導系	91
姿勢調整	101
疾患教育	95
失行	61
失語	61
失語症	26
実習着	132
実存的な苦痛	112
失認	61
シナップス	47
自閉スペクトラム症	29
社会福祉士	16
重症筋無力症	100
腫瘍の直接浸潤	113
障害	4
障害者権利条約	3
消化器系	48
小児	103
小脳	47
食形態調整	101
褥瘡	71
食道憩室	100
食塊	97
心筋炎	91
心筋梗塞	89
心筋症	90

神経系	46
神経伝達物質	125
人工弁	91
新生児集中治療室	105
心臓カテーテル	88
心臓弁膜症	90
心臓リハビリテーション	19、87
靱帯	44
心タンポナーデ	91
心不全	90
心膜炎	91

す

随意筋	45
錐体外路	47
錐体路	47
ステント治療	88
スポーツ外傷	77
スポーツ障害	78
スポーツ損傷	77

せ

生活	54
生活期	25
生活期リハビリテーション	63
成熟（断端部の）	118
精神症状	124
精神の病気	123
性同一性障害	126
生命予後	86
摂食嚥下	97
摂食嚥下障害	28、61、99
摂食障害	125
切断	117
セリ	94
全介助状態	7
先天性心疾患	91
蠕動運動	97

前腕義手	121

そ

装具	30
創作的作業	25
増粘剤	101
ソケット	118
粗大運動	107
尊敬語	40

た

大血管	91
大腿骨頸部骨折	74
大動脈解離	91
大動脈瘤	91
大脳基底核	47
多系統萎縮症	100
多発筋炎	100
断端	118

ち

地域包括ケアシステム	19
地域リハビリテーション	69
中枢神経	46

つ

対麻痺	113
通常学級	109
突き指	78

て

適合	32
電動義手	120

と

橈骨動脈	84
等尺性運動	93
動脈血ガス分析	84

特別支援学級…………………… 109	微細運動………………………… 107	予後……………………………… 112
特別支援学校…………………… 109	膝継手…………………………… 120	
	非侵襲的陽圧換気……………… 86	**り**
な	ヒトラー…………………………… 5	理学療法士……………………… 18
軟骨……………………………… 76	ヒポクラテス……………………… 6	リハビリテーション………………… 2
	病院実習………………………… 132	リハビリテーション科専門医
に		…………………………………… 15
日常生活関連動作……………… 55	**ふ**	臨床実習………………………… 35
日常生活動作……………… 55、64	不随意筋………………………… 45	臨床心理士……………………… 15
ニューマン………………………… 92	不整脈…………………………… 91	リンパ節郭清…………………… 113
ニューロリハビリテーション… 68	プラーク…………………………… 88	リンパ浮腫……………………… 113
	プラスチックシェル……… 122	
ね	プラトー…………………………… 66	**れ**
捻挫……………………………… 77		礼儀作法の基本………………… 39
	へ	レポート………………………… 135
の	ペースメーカ治療………………… 90	
脳血管疾患……………………… 58	ヘリック…………………………… 92	**欧文**
脳梗塞…………………………… 58		ADL …………………………… 55
脳出血…………………………… 58	**ほ**	ALS …………………………… 100
脳性麻痺………………………… 28	放射線療法……………………… 111	APDL ………………………… 56
脳卒中……………………… 12、58	ホウ・レン・ソウ………………… 134	ARDS ………………………… 82
能動義手………………………… 120	ホーキング博士…………………… 7	ATP …………………………… 48
ノーマライゼーション……… 7	ポジショニング………………… 115	BADL ………………………… 55
		COPD ………………………… 80
は	**ま**	IADL ………………………… 56
パーキンソン病………………… 100	末梢神経………………………… 46	MD …………………………… 16
バーセルインデックス……… 56	末梢動脈疾患………… 91、118	NICU ………………………… 105
敗血症…………………………… 82	麻痺………………………… 58、60	NR …………………………… 16
肺高血圧症……………………… 91	慢性呼吸不全…………………… 80	OT ……………………… 16、22
バイタルサイン………………… 13		PO ……………………… 16、30
廃用症候群……………………… 70	**み**	PSY …………………………… 16
白衣……………………………… 132	ミトコンドリア……………… 50	PT ……………………… 16、18
ハワード・ラスク…………… 3		PTSD ………………………… 125
反回神経麻痺…………………… 100	**も**	rTMS ………………………… 68
瘢痕化…………………………… 92	目的的日常生活動作…………… 56	ST ……………………… 16、26
		SW …………………………… 16
ひ	**よ**	tDCS ………………………… 68
皮下組織………………………… 70	養成施設………………………… 34	

143

URL http://www.daiichi-shuppan.co.jp
上記の弊社ホームページにアクセスしてください。

＊訂正・正誤等の追加情報をご覧いただけます。
＊書籍の内容，お気づきの点，出版案内等に関するお問い合わせは，
　「ご意見・お問い合わせ」専用フォームよりご送信ください。
＊書籍のご注文も承ります。

リハビリテーション 基礎からナビゲーション

－リハビリテーション関連医療職をめざすあなたに－

平成29（2017）年11月15日　初版第1刷発行

監修者	橋詰　直孝
	丸山　仁司
発行者	栗田　茂
発行所	第一出版株式会社
	本社　〒102-0073　東京都千代田区九段北2-3-1増田ビル1階
	電話（03）5226-0999（代）
	編集部　電話（03）5226-0901　FAX（03）5226-0906

| 印刷・製本 | 株式会社平河工業社 |

編集協力	（株）エディポック
DTP	（株）エディポック／三浦進治
表紙・本文デザイン	松崎知子
表紙イラスト	さややん。
本文イラスト	さややん。／関上絵美

※ 著者の了解により検印は省略
定価は表紙に表示してあります。乱丁・落丁本は，お取替えいたします。
©Hashizume,N.,Maruyama,H., 2017
JCOPY〈（一社）出版者著作権管理機構 委託出版物〉
本書の無断複写は著作権法上での例外を除き禁じられています。複写される場合は，そのつ
ど事前に，（一社）出版者著作権管理機構（電話 03-3513-6969, FAX 03-3513-6979,
e-mail：info@jcopy.or.jp）の許諾を得てください。

ISBN978-4-8041-1375-3 C1047